Peter Emmrich

Antlitzdiagnostik
Eine Einführung in die biochemische Heilweise nach Dr. Schüßler

In Memoriam

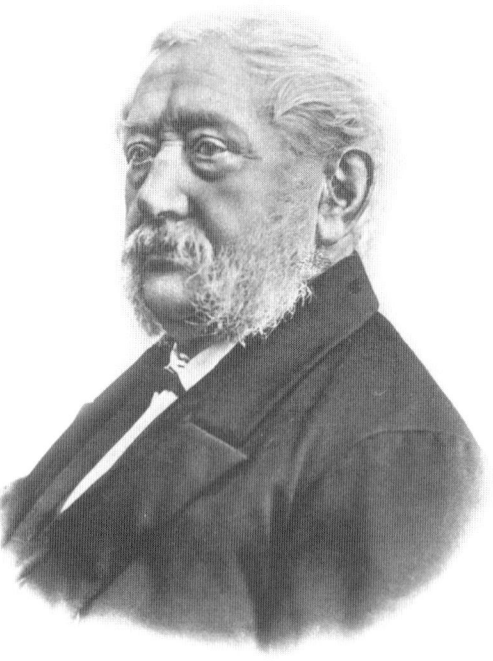

Dr. med. Wilhelm Heinrich Schüßler

* 21. August 1821 in Bad Zwischenahn
† 30. März 1898 in Oldenburg

Das biochemische Heilverfahren liefert dem Heilbestreben der Natur die demselben fehlenden natürlichen Mittel: die anorganischen Salze. Die Biochemie bezweckt die Korrelation der von der Norm abgewichenen physiologischen Chemie.

Peter Emmrich

Antlitzdiagnostik

Eine Einführung in die
biochemische Heilweise nach Dr. Schüßler

5., durchgesehene Auflage

Zeichnungen von Beate Hartmann

Jungjohann Verlag, Neckarsulm

Zuschriften an: Jungjohann Verlag
Postfach 12 52
D-74149 Neckarsulm

1. Polnische Ausgabe 1998
MedBook Wydawnictwo Naukowo-Medyczne
ul. Zbaszynska 16 PL-60359 Poznan

1. Japanische Auflage 2002
Homoeopathic Publishing Ltd., Tokio

1. Englische Ausgabe 2004
WzG Weg zur Gesundheit Verlag, Dormagen

Alle Rechte vorbehalten.
1. Auflage Juni 1997 (Natura med Verlagsges. mbH)
2. Auflage Juni 1999
3. Auflage Juni 2001
4. Auflage Februar 2003
5. Auflage April 2004
© 2003 Jungjohann Verlag , D 74172 Neckarsulm

Der Verfasser hat größte Mühe darauf verwandt, daß die Angaben von Medikamenten, ihren Dosierungen und Applikationen dem jeweiligen Wissensstand bei Fertigstellung des Werkes entsprechen. Da jedoch die Medizin als Wissenschaft ständig im Fluß ist, da menschliche Irrtümer und Druckfehler nie auszuschließen sind, übernimmt der Verlag für derartige Angaben keine Gewähr.
Jeder Anwender ist daher dringend aufgefordert, alle Angaben in eigener Verantwortung auf ihre Richtigkeit zu überprüfen.
Wie allgemein üblich, wurden Warenzeichen bzw. geschützte Namen (z. B. bei Pharmapräparaten) nicht besonders gekennzeichnet.
Die Wiedergabe von Gebrauchsnamen, Handelsnamen oder Warenbezeichnungen in diesem Werk berechtigt auch ohne besondere Kennzeichnung nicht zu der Annahme, daß solche Namen im Sinne der Warenzeichen-Markenschutz-Gesetzgebung als frei zu betrachten wären und daher von jedermann benutzt werden dürfen.
Das Werk einschließlich aller seiner Teile ist urheberrechtlich geschützt. Jede Verwertung außerhalb der engen Grenzen des Urheberrechtsgesetzes ist ohne Zustimmung des Verlages unzulässig und strafbar. Das gilt insbesondere für Vervielfältigungen, Übersetzungen, Mikroverfilmungen und für Einspeicherung und Verarbeitung in elektronischen Systemen.

Satz und Umschlaggestaltung:	CompuZept GmbH, Abt. DesignKonZept, Pforzheim
Abbildungen:	Beate Hartmann
Druck:	Druck + Verlagsgesellschaft Südwest mbH, Karlsruhe

Printed in Germany

Meinen Eltern
in Dankbarkeit
gewidmet

Inhaltsverzeichnis

Einleitungsteil

	Geleitwort
1	Vorwort
3	Einleitung
4	Historie
6	Grundlagen
7	Antlitzdiagnose
9	Anwendungsweise
11	Die chinesische Organuhr

Charakteristiken der biochemischen Mittel

15	Calcium fluoratum (Nr. 1)
17	Calcium phosphoricum (Nr. 2)
19	Ferrum phosphoricum (Nr. 3)
21	Kalium chloratum (Nr. 4)
23	Kalium phosphoricum (Nr. 5)
25	Kalium sulfuricum (Nr. 6)
27	Magnesium phosphoricum (Nr. 7)
29	Natrium cloratum (Nr. 8)
31	Natrium phosphoricum (Nr. 9)
33	Natrium sulfuricum (Nr. 10)
35	Silicea (Nr. 11)
36	Calcium sulfuricum (Nr. 12)

Schlußteil mit Index

37	Repertorium
61	Literaturhinweise
63	Danksagung
64	Nachwort

Geleitwort

Gern komme ich der Bitte des Autors nach, für die 2. Auflage des Buches „Antlitzdiagnostik" ein Geleitwort zu schreiben. Es spricht für sich, daß die 1. Auflage dieses praxisbezogenen Büchleins so rasch vergriffen war. Die vorliegende 2. Auflage ist duch die Erweiterungen noch umfassender und interessanter geworden. Gerade die besonders wichtigen Mittel Nr. 1, 2 und 4 werden ausführlicher beschrieben und finden damit Beachtung, die ihnen häufig zukommt. Für manchen Laien, aber auch Mediziner, wird das neu hinzugefügte Kapitel „Die Organuhr" besonders interessant sein. Uns Europäern und der wissenschaftlichen orientierten Medizin ist die energetische Betrachtungsweise der Polaritären Krankheit – Gesundheit fremd. Viel zuwenig Beachtung findet in der wissenschaftlichen Medizin die Chronobiologie und der Biorhythmus. Bei der stetigen Zunahme von psychosomatischen und chronischen Krankheitsbildern muß eine nur symptomorientierte Therapie versagen. Die Wiederherstellung der gestörten Ordnung des Biorhythmus, die Wiederherstellung der Harmonie zwischen Körper, Seele, Geist ist für eine stabile Gesundheit eine Grundvoraussetzung. Die Biochemie nach Dr. Schüßler als Informationstherapie kann dabei sowohl von Therapeuten und Ärzten, aber auch von Laien mit Erfolg angewendet werden. Die Organuhr kann uns helfen zu verstehen, warum manche Beschwerden zu bestimmten Zeiten auftreten. Obwohl „organisch gesund" erhält so der geschulte Arzt, Therapeut und Laie Hinweise auf eine energetische „funktionelle" Störung an einem Schwachpunkt im Körper – nach chinesischen Kriterien Störung des Energieumlaufes in den einzelnen Funktionskreisen. So kann eine sich anbahnende Erkrankung oft schon im Vorfeld erfolgreich behandelt werden, denn jeder Erkrankung geht eine Störung der Funktion voraus. In diesem Stadium bewirkt die Biochemie nach Dr. Schüßler mit ihren Informationen, daß Mineralstoffe aus der Nahrung optimal aufgenommen werden können und so die Abläufe in der Zelle, in den Geweben und Organen sich wieder stabilisieren.
Das Antlitz als Spiegel unserer Seele hilft uns, uns selber besser wieder kennenzulernen. Die Veränderungen, die sich in den Polaritäten Krankheit – Gesundheit zeigen, drücken sich auch sehr wohl in unserem Antlitz aus. Viel Spaß bei der Lektüre dieses praxisbezogenen Büchleins. Machen Sie sich mit der Methode vertraut, sie ist einfach zu verstehen und doch wirkungsvoll. Sie stabilisiert auch Ihre Gesundheit.
Bad Dürrheim, im Februar 1999

Dr. med. Helga Löhnitz – Vizepräsidentin DNB

Heile Dich selbst!
Edward Bach

Vorwort zur 5. Auflage

Ein gesunder Körper besitzt die ganze Lebenskraft, die sogenannte Vis vitalis, wie sie schon Hippokrates bezeichnete. Diese Lebenskraft hat das ganze Potential in sich vereint einen lebenden Organismus im Gleichgewicht zu halten, quasi am Leben zu erhalten.
Kippt das Gleichgewicht, so befindet sich der Organismus in einem Zustand, den wir mit dem Begriff Krankheit belegen. Der Organismus lebt zwar noch, jedoch ist sein Zustand der inneren „Harmonie", also „im Gleichgewicht sein", gestört. In diesem Zustand haben es Mikroben und andere Erreger leicht sich auf und in ihm auszubreiten, ihn mit ihren Stoffwechselendprodukten und Toxinen zu überschwemmen und ihn letztendlich noch mehr zu schwächen. In solch einem Fall schreitet die Krankheit ungehindert voran und kann unter Umständen lebensbedrohlich werden.
Wichtig ist, daß wir verstehen lernen, daß einem gesunden Organismus, ob Mensch oder Tier, krankmachende Keime nichts anhaben können. Das zeigte übrigens schon Prof. Max von Pettenkofer als er im Jahre 1892 in München vor den Augen seiner Studenten eine Choleraerregerlösung trank und gesund blieb. Welch heroisches Experiment! Pettenkofer vertrat die Meinung, daß ein gesunder Organismus stabil ist, also im Gleichgewicht bleibe, egal welche Erreger ihn befallen.
Gehen wir von dieser Tatsache aus, so wird schnell klar, daß wir uns nicht auf die Jagd nach den Erregern machen sollten, sondern primär versuchen müssen das Gleichgewicht wieder herzustellen. Gelingt uns dies, so haben wir den Erregern den Nährboden entzogen und sie werden von alleine zugrunde gehen.
Mit seiner verkürzten homöopathischen Therapie schaffte Dr. med. Wilhelm Heinrich Schüßler mit 12 Mineralsalzen die Grundlage einer Volksheilweise, welche richtig angewendet in der Lage ist, das gestörte Gleichgewicht im Organismus wieder herzustellen. Das „Wie" finden Sie auf den nachfolgenden Seiten.
Bewahren Sie sich oder finden Sie wieder Ihr Gleichgewicht.

Pforzheim, am Neujahrstag 2004   Der Verfasser

Einleitung

Die Biochemie nach Dr. SCHÜSSLER besteht schon seit über 130 Jahren und zeichnet sich darin aus, daß sie eine leicht zu überschauende, zu erlernende und anzuwendende Heilweise ist. Durch ihre sanfte Wirkung greift sie regulierend in das Zellgeschehen ein, ordnet die biochemischen Zustände im Organismus und bewirkt dadurch eine Heilung. Nebenwirkungen sind bisher nicht beobachtet worden. Darüber hinaus ist die Therapieform kostengünstig, was sie für den einen oder anderen um so interessanter macht.

Dieses Bändchen soll dem Leser und Anwender die biochemische Heilweise näherbringen. Auf wissenschaftliche Abhandlungen über die Wirkungsweise wurde verzichtet. Richtig angewendet führt diese einfache Methode zum Erfolg. Bitte verwechseln sie nicht die heute gängige wissenschaftliche Bezeichnung „Biochemie", man versteht hierunter die Lehre von den chemischen Vorgängen in lebenden Organismen, mit der hier dargelegten „Biochemischen Heilmethode". Bei dem biochemischen Heilverfahren nach Dr. SCHÜSSLER werden dem Leidenden kleine Arzneigaben verabreicht. Bei kleinen Arzneigaben denkt der Laie sofort an die Homöopathie. Die Grundregel der Homöopathie lautet: „Similia similibus curentur", zu deutsch „Ähnliches könne mit Ähnlichem geheilt werden". Die Biochemische Heilmethode hat jedoch als Grundlage: „Fehlendes werde durch Fehlendes ersetzt".

Dr. SCHÜSSLER war homöopathisch ausgebildeter Arzt und arbeitete diese von ihm „Nährsalze" genannten Mineralsalze homöopathisch auf, wie wir noch hören werden. Wird nun dem kranken Organismus das fehlende Mineralsalz, wohl bemerkt in homöopathisch aufgearbeiteter Form, zugeführt, so greift es ausgleichend in den gestörten Funktionsablauf des Ionengefälles ein und normalisiert diesen. Unter dem Ionengefälle versteht man den Konzentrationsunterschied der Mineralsalze außerhalb und innerhalb der Zellen.

Schon HIPPOKRATES (um 460 - 375 v. Chr.), welchen man gerne als Vater der Medizin tituliert, wußte, daß vor der Therapie die Götter die Diagnose gesetzt haben. Die biochemische Heilweise verwendet neben den klinischen Symptomen oft auch die Symptome des Antlitzes. Der „Wasserdoktor" Sebastian KNEIPP (1821 - 1897), ein Zeitgenosse SCHÜSSLER's, erkannte ebenso Störungen im Organismus aus Veränderungen des Antlitzes der betreffenden Person. Diese Antlitzdiagnose nennt man auch Semiotik (= Lehre von den Krankheitserscheinungen, -anzeichen), was soviel bedeutet wie „das Erkennen von Krankheitsstörungen im Gesicht". Diese Methode war ein Hilfsmittel zur Diagnosefindung in einer Zeit, als es weder Ultraschall noch CT (Computertomographie) gab.

Kurt HICKETHIER (1891 - 1958; 1925) beobachtete viele Jahre hindurch die im Erscheinungsbild der Haut auftretenden Veränderungen hunderter Gesichter und ordnete dann entsprechende Zeichen (Signaturen) den Mineralsalzen zu. Er konkretisierte damit die Signaturenlehre, welche SCHÜSSLER ansatzweise in seinen Schriften entwickelte. Sie lernen in diesem Kompendium die von Dr. SCHÜSSLER benutzten 12 Mineralsalze in ihren klinischen Symptomen, als auch in ihren Antlitzzeichen, kennen.

Historie

Der Begründer dieses biochemischen Heilverfahrens ist Wilhelm Heinrich SCHÜSSLER, der in Bad Zwischenahn am 21. August 1821 das Licht der Welt erblickte. Er wurde in bescheidene Verhältnisse hineingeboren. Sein Vater, Amtmann im Herzogtum Oldenburg, konnte gerade seine achtköpfige Familie ernähren. Das Geld reichte nicht, um seinen sehr sprachbegabten Sohn Heinrich studieren zu lassen. SCHÜSSLER hatte sein großes Talent für die Heilkunde entdeckt und wollte homöopathisch behandelnder Heilpraktiker werden. Sein zweitältester Bruder Ernst Georg Theodor erkannte die damals bestehenden großen Schwierigkeiten bei der Ausübung des Berufes des Heilpraktikers (man bedenke, daß die Kurierfreiheit erst 1869 eingeführt wurde) und finanzierte das Studium seines Bruders, jedoch unter der Bedingung, daß dieser sich zum homöopathischen Arzt ausbilden lasse.

Da das Herzogtum Oldenburg über keine Universität verfügte, ging SCHÜSSLER 1852 nach Paris. Später studierte er in Berlin und Gießen, erlangte in Gießen seine Doktorwürde und hielt sich für ein Semester zur Homöopathieausbildung an der medizinischen Fakultät der Universität Prag auf. Nach Oldenburg zurückgekehrt, mußte er vor dem Medizinalkollegium eine Separatprüfung ablegen, da ihm das Abitur fehlte. Das Staatsexamen legte er am 14. August 1857 ab und konnte 1858 endlich als 36-jähriger eine Praxis eröffnen und seinem lange schon gehegten Wunsch nachkommen, Menschen zu helfen, sie zu kurieren. SCHÜSSLER, geprägt durch einen starken Forschungsdrang, zweifelte als Student schon sehr früh die allgemeine Lehrmeinung an. So entstanden auch kritische Arbeiten über die Homöopathie.

Angeregt durch die Arbeiten des niederländischen Physiologen Jacob MOLESCHOTT (1822 - 1893), welcher erkannte, daß Phosphor wichtig für die Nervenzelle ist, und den Satz „ohne Phosphor kein Gedanke" (1852) prägte, kam SCHÜSSLER zu der Überzeugung, daß fehlende anorganische Mineralsalze gestörte Lebensvorgänge und somit Krankheiten hervorrufen. Folglich tritt eine Hemmung des Zellstoffwechsels auf. Führt man das oder die fehlenden Mineralsalze zu, so kommt der gestörte Zellstoffwechsel wieder in Gang.

Rudolf VIRCHOW (1821 - 1902), gleichen Jahrgangs wie SCHÜSSLER und KNEIPP, führt in seinem Hauptwerk „Cellularpathologie" (1858) aus, daß letztendlich jedes Leiden nur auf eine Störung in den Zellen beruhe.

Der Agriculteur Justus von LIEBIG (1803 - 1873; 1840 und 1842) regte den jungen Arzt SCHÜSSLER (1876) zu folgender Überlegung an: „Für die Landwirtschaft haben die anorganischen Stoffe der Pflanzen durch die Agriculturchemie bereits ihre Verwertung gefunden", und SCHÜSSLER folgerte 1879 in seiner Schrift: „Die Heilung der Diphtheritis auf biochemischem Wege": „Danach ist meine Therapie ein Analogon der Agriculturchemie. So, wie man - was jeder rationelle Landmann weiß - kränkelnde Pflanzen durch Begießen mit einer Lösung des ihnen entsprechenden Salzes zum Gedeihen bringen kann, so curire ich die erkrankten animalischen Gewebe mittels Verabreichung von Molekülen eines anorganischen Salzes, welches demjenigen homogen ist, durch dessen Funktionsstörung die betreffende Krankheit bedingt ist."

An dieser Stelle sei erwähnt, daß SCHÜSSLER durch seine Methode eine große Zahl diphtheriekranker Kinder vor dem Tode bewahren konnte, welche von seinen ärztlichen Kollegen bereits aufgegeben worden waren.

SCHÜSSLER bestätigte die Forschungsergebnisse MOLESCHOTTS - „Gesund bleiben kann der Mensch nur, wenn er die nötigen Mineralstoffe in der erforderlichen Menge und im richtigen Verhältnis besitzt" - und postulierte, „daß man mit Kalk, Natrium, Kalium, Magnesia und Eisen in ihren Verbindungen mit Phosphorsäure, Schwefelsäure und Chlor, sowie Silicea sämtliche Krankheiten, welche überhaupt heilbar sind, auf diesem Wege heile".

Des weiteren ließ SCHÜSSLER Organteile von Leichen verbrennen, analysierte die Asche auf ihren Mineralstoffgehalt und fand somit einen Zusammenhang zwischen dem veränderten Mineralhaushalt und der Krankheitsursache bzw. dem Leiden des Verstorbenen.

1873 hat Dr. SCHÜSSLER seine Forschungsergebnisse in der „Allgemeinen Homöopathischen Zeitung" unter dem Titel „Eine abgekürzte homöopathische Therapie" veröffentlicht und erregte damit den Widerspruch seiner homöopathischen Kollegen. Im folgenden Jahr brachte er die Schrift „Eine Abgekürzte Therapie, gegründet auf Histologie und Cellular-Pathologie" (1874) heraus.

Dr. med. Wilhelm Heinrich SCHÜSSLER verstarb am 30. März 1898 im 77. Lebensjahr in Oldenburg.

Grundlagen

SCHÜSSLER war Homöopath und bereitete seine Mineralsalze lege artis auf; d. h., man nehme 1 Teil Mineralsalz und 9 Teile Milchzucker (Verhältnis 1 : 10), vermische es kräftig und erhalte daraus die D 1. Von der D 1 nimmt man wiederum 1 Teil zu 9 Teilen Milchzucker, vermische kräftig und man erhält so die D 2. Diese Prozedur wiederholt man bis zu D 6 respektive D 12. Rein rechnerisch befindet sich bei der D 6 eine Verdünnung von 1 : 1.000.000 sprich Million; bei der D 12 eine Verdünnung von 1 : 1.000.000.000.000 sprich Billion. Durch das homöopathische Aufarbeitungsprinzip kommt es zu einer Kraftentfaltung der Substanz (Wenn Sie dazu nähere Informationen wünschen, greifen Sie bitte zu einem guten Lehrbuch der Homöopathie).

Dr. SCHÜSSLER bediente sich folgender 12 Mineralsalze, welche sich im Blut befinden, zur Krankenbehandlung:

Die zwölf biochemischen Mittel (Klassische Biochemie)

Nr. 1	*Calcium fluoratum* **D 12**	Gefäß- / Elastizitätsmittel
Nr. 2	*Calcium phosphoricum* **D 6**	Aufbau- / Regenerationsmittel
Nr. 3	*Ferrum Phosphoricum* **D 12**	Fiebermittel
Nr. 4	*Kalium chloratum* **D 6**	Entzündungs- / Schleimhautmittel
Nr. 5	*Kalium phosphoricum* **D 6**	Nervenmittel
Nr. 6	*Kalium sulfuricum* **D 6**	Stoffwechselmittel
Nr. 7	*Magnesium phosphoricum* **D 6**	Krampfmittel
Nr. 8	*Natrium cloratum* **D 6**	Blut- / Wasserregulationsmittel
Nr. 9	*Natrium phosphoricum* **D 6**	Entsäuerungsmittel
Nr. 10	*Natrium sulfuricum* **D 6**	Entschlackungsmittel
Nr. 11	*Silicea* **D 12**	Bindegewebs- / Eitermittel
Nr. 12	*Calcium sulfuricum* **D 6**	Eitermittel

Die Nr. 1, 3 und 11 werden in der D 12 verordnet, die übrigen in der D 6.

Der Biologe Günter Carl STAHLKOPF (*1918; u.a. 1972) konnte in diesem Jahrhundert die Erkenntnisse SCHÜSSLER's, die Nr. 1, 3 und 11 in der D 12 anzuwenden, anhand von Versuchen an Einzellern, sinnvoll belegen (persönliche Mitteilung an den Verfasser bei einer Regenaplex-Tagung in Stuttgart 1996).

Diese Mineralien finden sich in jedem menschlichen Organismus als die wichtigsten anorganischen Bestandteile. Sie werden den verschiedenen Gewebetypen zugeführt wie weggeschafft. Blut enthält neben Wasser, Kohlenhydrate, Fette und Eiweißstoffe, Fluorcalcium, Kieselsäure, Eisen, Kalk, Magnesium, Natrium und Kalium. An Phosphor-, Kohlen-, Schwefelsäure und Chlor sind die letzten fünf Elemente gebunden.

In höherer Konzentration finden sich im Muskelgewebe Kalium, Magnesium und Ferrum, im Bindegewebe Fluor und Silicea, im Knorpel und in den Knochen Fluor, Calcium und Magnesium. Verstärkt haben wir Natrium und Magnesium, Calcium und Natrium in den Nerven und im Gehirn. Durch die Verbrennung des Sauerstoffes in der Zelle entstehen als Stoffwechselendprodukte u. a. Milchsäure, Ammoniak, Harnstoff und Harnsäure, die aus der Zelle eliminiert werden müssen. Für alle Vorgänge in und an Zellen sind biochemische Mineralien notwendig. Liegen sie in einer falschen Konzentration vor, so haben wir einen Zustand, der als Krankheit bezeichnet wird.

Ein begeisterter Biochemie-Anhänger namens Dieter SCHÖPWINKEL (u.a. 1928) fügte 5 Ergänzungsmittel hinzu, welche ebenso am Aufbau des menschlichen Körpers beteiligt sind. Inzwischen gibt es neben den „klassischen" Funktionsmitteln noch weitere zwölf Ergänzungsmittel. Der Vollständigkeit halber sind sie hier aufgelistet:

Nr. 13 Kalium arsenicosum - Nr. 14 Kalium bromatum - Nr. 15 Kalium jodatum - Nr. 16 Lithium chloratum - Nr. 17 Manganum sulfuricum - Nr. 18 Calcium sulfuratum - Nr. 19 Cuprum arsenicosum - Nr. 20 Kalium aluminium sulfuricum - Nr. 21 Zincum chloratum - Nr. 22 Calcium carbonicum - Nr. 23 Natrium bicarbonicum - Nr. 24 Arsenicum jodatum. Ihre Wirkungsspektren sind in den biochemischen Lehrbüchern nachzulesen.

Bevor wir uns den biochemischen Funktionsmitteln zuwenden, noch ein Wort zur Selbstmedikation (Selbstbehandlung). Es werden hier keine Therapieempfehlungen ausgesprochen. Wenden Sie sich mit Ihren Beschwerden bitte an einen erfahrenen biologisch tätigen Arzt oder Heilpraktiker. Wir wollen dem Laien Einblick gewähren in den reichen Therapieschatz der biochemischen Heilweise, ihn jedoch nicht dazu verleiten, unvernünftig zu handeln.

Antlitzdiagnose

Sicherlich haben Sie schon einmal bei einer längeren Bahnfahrt ihrem Gegenüber genauer ins Gesicht geschaut. Ob im Zugabteil, an der Bushaltestelle oder in geselliger Runde, die rote Säufernase, das blasse, käseweiße Angesicht oder ein gelbes tiefzerfurchtes Antlitz ist bestimmt schon manch einem aufgefallen. Überall bieten sich Ihnen Gelegenheiten, Ihren Blick für die Antlitzdiagnostik zu schulen. Und mit der Zeit, je mehr Gesichter Sie genauer gemustert haben, werden Sie nicht nur feststellen können, wie interessant die Antlitzdiagnose ist, sondern auch wie abwechslungsreich die Gesichter sein können. Keines gleicht dem anderen.

Wie schon erwähnt, kommt es bei der Antlitzdiagnose in erster Linie auf die Veränderung des Erscheinungsbildes der Gesichtshaut an. Verfärbungen, Glanzbildungen, Schattenbildungen und Faltenbildungen sind genau zu beobachten und unter Zuhilfenahme der Beschreibung und beigefügten Abbildung zuzuordnen. Aber auch Veränderungen an Augen, Haut und Nägeln, wie auch der Zunge, Beurteilung von Auswurf und Absonderungen etc. können dazu herangezogen werden. Bitte beachten Sie, daß durch Auftragen von kosmetischen Produkten oder sonstiger Mittel eine Aussage nicht mehr zu treffen ist. Dies gilt auch bei chronischen Intoxikationen (z. B. Rauchen).

Betrachten Sie das Gesicht im Abstand von ein bis zwei Metern bei hellem Tageslicht und achten Sie darauf, daß es nicht direkt von der Sonne bestrahlt wird. Ebenso schlecht wäre eine Antlitzdiagnose bei Kunstlicht. Denn direktes Sonnenlicht und Kunstlicht täuschen Farbveränderung und Schattenwürfe vor. Machen Sie sich vor einer Betrachtung frei von inneren Gedanken und körperlicher Anspannung. Nur so sind Sie in der Lage diese „künstlerische Tätigkeit" erfolgversprechend auszuüben.

Die Zeichnungen sollen in erster Linie dazu dienen, dem Leser die Antlitzdiagnose nach HICKETHIER bildlich vor Augen zu führen. Es wurden mit Absicht für die Abbildungen junge Frauengesichter gewählt. Je jünger ein Organismus ist, um so weniger degenerativ sind die Prozesse, die bisher in ihm abgelaufen sind und um so klarer lassen sich die Antlitzzeichen finden. Üben Sie sich nun täglich in der Betrachtung der Gesichter Ihrer Mitmenschen.

Der Anfänger glaubt oftmals zwei, drei oder mehrere biochemische Mineralsalze mit der Antlitzdiagnose gefunden zu haben. Das kann durchaus zutreffend sein. Dann handelt es sich um überlagernde Störungen, hervorgerufen durch mehrere Mineralsalze. Jetzt sollte zuerst jenes biochemische Mittel verabreicht werden, welches dem Antlitzdiagnostiker am stärksten erscheint. Es obliegt ihm die Aufgabe, solange die in Frage kommenden Mittel anhand ihres Mittelbildes (Beschreibung des Mineralsalzes) gegeneinander abzuwägen, bis zuletzt die Wahl auf ein Mineralsalz fällt. Dazu finden Sie bei den Mittelbildern Hinweise, um eine exakte Auswahl der Mittel zu ermöglichen. Im gängigen Jargon verwendet der Fachmann den Begriff der Differentialdiagnose (DD), um ähnliche Krankheitsbilder zu unterscheiden. Wir wollen nicht nur die Krankheitsbilder unterscheiden, sondern die vom Kranken geschilderten Symptome mit dem Mittelbild: z. B. Besserung in der Wärme oder Verschlimmerung durch Wärme. Mit den Hinweisen unter DD soll Ihnen die Mittelwahl erleichtert werden. Eventuell kann im täglichen Wechsel das nächstwichtigere Mittel gegeben werden (Bitte Einnahmeregel beachten!). Es ist stets der Gesamteindruck zu bewerten.

Zwei Beispiele:

1.) Die Ursache für ein rotes Gesicht sei eine akute, fieberhafte Erkrankung. Wir denken sofort an Nr. 3 (Ferrum phosphoricum) und lassen in kurzen Abständen die Pastillen lutschen. Schon nach kurzer Zeit läßt sich ein Abblassen der Gesichtsröte beobachten.

2.) Bei einer Übersäuerung des Organismus (u.a. hervorgerufen durch übermäßigen Fleisch- und Wurstgenuß, zuviel an tierischem Eiweiß, extremer Kaffeegenuß) läßt sich auch eine Röte im Gesicht beobachten. Diese „Säuremaske" legt sich als eine Röte in Schmetterlingsform über die Nasen- und Wangenpartie. Hier denken wir gleich an die Nr. 9 (Natrium phosphoricum). Auch nach Einnahme dieses richtig gewählten Mittels verschwindet die Röte zusehends.

Je deutlicher die Veränderungen in Erscheinung treten, um so stärker scheint der biochemische Mineralhaushalt gestört zu sein, desto länger, verknüpft mit viel Geduld und Ausdauer, müssen die Pastillen gelutscht werden. Bitte bedenken Sie abschließend den Vorteil der Antlitzdiagnose: sehr viel eher schon, also bevor sich die Störungen des Mineralsalzes zu einer oder mehreren Krankheitserscheinungen auswirken können, lassen sie sich im Antlitz erkennen. Damit bietet sich dem erfahrenen Antlitzdiagnostiker eine wahre Vorsorge in der Gesundheitspflege.

Dr. SCHÜSSLER (1895, Eine Abgekürzte Therapie. Anleitung zur biochemischen Behandlung der Krankheiten, 22. Aufl.) lehnte das Salz Nr. 12 ab, nachdem er es ursprünglich für wichtig erachtete. Er fand, daß Calcium sulfuricum „nicht in die konstante Zusammensetzung des Organismus" eingeht und glaubte, es durch Nr. 9 Natrium phosphoricum und Nr. 11 Silicea zu ersetzen. So findet sich auch in dem Lehrbuch des Antlitzdiagnostikers HICKETHIER keine Beschreibung. Leber, Galle, Muskel sind reich an Calcium sulfuricum, so daß es nach dem Tod SCHÜSSLERS wieder ins System aufgenommen worden ist.

Anwendungsweise

In Apotheken oder biochemischen Vereinen sind die Funktionsmittel in Pastillen- und Salbenform erhältlich. Die Pastillen läßt man langsam im Mund zergehen. Im akuten Zustand nimmt man ein- bis zweistündlich 1 Pastille. Die Abstände können, falls geboten, auch verringert werden auf 1/2- bis 1/4-stündlich bzw. alle 5 Minuten 1 Pastille gegeben, bis eine deutliche Besserung eintritt. Bei chronischen Krankheiten lutscht man in der Regel 3 - 4 x tgl. 1 Pastille stets vor dem Essen.

Das von Rudolf ARNDT (1835 - 1900), Professor für Psychiatrie an der Universität Greifswald, und Hugo SCHULZ (1853 – 1932), Professor für Pharmakologie an der gleichen Universität, formulierte Regulationsprinzip ging als das „Arndt-Schulz'sche-Grundgesetz" in den wissenschaftlichen Sprachgebrauch ein:

> *Kleine Reize fachen die Lebenstätigkeit an,*
> *mittelstarke fördern sie, starke hemmen sie,*
> *und stärkste heben sie auf.*

Dieses biologische Grundgesetz hat auch für die Biochemie Gültigkeit. Durch gezielte Gabe der biochemischen Funktionsmittel wird die Lebenstätigkeit angefacht.

Die biochemischen Mittel sollen stets einzeln verabreicht werden. Eine Mischung zweier oder mehr Mittel vermeide man tunlichst. Nun gibt es Situationen, in denen zwei Mittel im Wechsel gegeben werden müssen. Dabei ist zu beachten, daß **Calcium** und **Natrium**, **Kalium** und **Natrium**, sowie **Kalium** und **Calcium** Gegenspieler sind. Daraus ergibt sich, daß Calcium-, Kalium- und Natrium-Verbindungen nur mit Nr. 3 Ferrum phosphoricum, Nr. 7 Magnesium phosphoricum und Nr. 11 Silicea im Wechsel verabreicht werden dürfen. Notfalls sogar am gleichen Tag. So ist es bei einem Fließschnupfen oft schwierig, zwischen Nr. 3 Ferrum phosphoricum und Nr. 8 Natrium chloratum zu differenzieren. Hier wären beide Mittel im Wechsel alle 10 Minuten zu geben (Nr. 3: erstes Entzündungsstadium; Nr. 8: wässriges Sekret). Auch bei der schweren gelenkrheumatischen Erkrankung wären mit Nr. 9 Natrium phosphoricum und Nr. 10 Natrium sulfuricum zusätzlich mit Nr. 11 Silicea 3 x tgl. 2 Tabletten als Wechselgaben sinnvoll, bis eine deutliche Besserung des akut-chronischen Zustandes erfolgt. Dann geht man auf das der Konstitution am ähnlichsten im Mittelbild erscheinende biochemische Mineralsalz zurück.

Salben werden auf bestimmte Hautareale aufgetragen und wirken über die Haut direkt auf das Geschehen ein (z.B. Entzündung Nr. 3 Ferrum phosphoricum). Salben können individuell je nach Bedarf zum Einsatz kommen. Ob nun die Salbe „hauchdünn" aufgetragen werden soll, oder ob ein „messerrückendicker" Salbenverband nötig ist, welcher mit einem Mull z. B. über Nacht fixiert wird, muß von Fall zu Fall entschieden werden.

Bei Erkrankungen des Hals-Nasen-Rachen-Ohrenbereichs erwiesen sich oftmals die Salbenanwendungen via Nasenschleimhaut (Reflexbereich) als erfolgreich. Gerade chronische Prozesse im Nasennebenhöhlen-Kieferbereich, welche meist dumpfe Kopfschmerzen bereiten können, sprechen auf die Salbenanwendungen gut an. Dazu führt man einen ca. erbsengroßen Salbenklecks ggf. mehrmals täglich in jedes Nasenloch ein. Durch massieren der Nasenflügel von außen wird die Salbe auch in die oberen Nasenräume verteilt.

Cave: Keine Salbe auf offene Wunden!

Bei offenen Wunden oder Geschwürleiden sind Abtupfungen mit einem getränkten sauberen Mulläppchen erfolgversprechend. Dazu versetzt man 1/4 l gekochtes Wasser mit 10 Pastillen des gewünschten biochemischen Heilmittels und tränkt das Mulläppchen. Die Prozedur des Abtupfens sollte mehrmals am Tag wiederholt werden. Eine weitere Besonderheit in der Biochemie ist die sog. „heiße Sieben". Dabei handelt es sich um eine besondere Einnahmeform von Magnesium phosphoricum, dem Mittel Nr. 7. Bei akuten Schmerzen und Krampfanfällen läßt man ein Glas heißes Wasser, dem zuvor 5 - 10 Pastillen Nr. 7 zugesetzt wurden (mit Holzkochlöffel umrühren, kein Metall benutzen!), in kleinen Schlucken so heiß wie verträglich, trinken. Dabei soll jeder Schluck gut „eingespeichelt" werden (direkte Aufnahme über die Mundschleimhaut).

Die Erfahrung zeigt, daß eine zwei- bis dreimalige Wiederholung des Trinkens eines Glases im Abstand von jeweils 15 Minuten (anschließend werden die Abstände wieder verlängert) sehr von Erfolg gekrönt sein kann.

Die chinesische Organuhr

„Die Organuhr ist nicht wissenschaftlich im strengen Sinne. Sie mag als eine Studie gelten, die zu Vergleich und Beobachtung anregen kann", schreibt Prof. Dr. med. Erich W. Stiefvater im Vorwort der 1. Auflage seines Werkes „Die Organuhr". Wollen wir diese seit Jahrtausenden in der chinesischen Medizin bekannte Organuhr nun näher kennenlernen , so bedarf es zuerst einiger Begriffserklärungen.

Den Uranfang nannten im alten China die Naturphilosophen wu-ki, welcher symbolhaft als leerer Kreis verbildlicht wurde. Daraus entstehen zwei polare Kräfte: das Lichte (Yang) und das Dunkle (Yin) genannt, dargestellt als chinesische Monade im Inneren der Uhr.
Das eine, Teil des anderen, fließt gemäß der klassischen chinesischen Philosophie in einem wechselhaften Zu- und Abnehmen ineinander, ohne aber das andere zu verdrängen oder es gar zu verschlingen. Diese Yin-Yang-Kraft zirkuliert während einer Tag-Nacht-Einheit. Der Terminus Chi (Qi) wird bei uns im Westen mit dem Ausdruck „Energie" gleichgesetzt. Chi ist vielmehr eine Sammelbezeichnung für Atem, Lebenskraft (= vis vitalis), Gefühl, Odem, Wesen, Geist (= spiritus), also im Gleichklang mit

komplexen Begriffen, welche auch in der abendländischen Medizin eine große Rolle spielen und sowohl seelische als auch physikalische Phänomene umfassen; kurz gesagt: Chi ist der Ursprung des Lebens. Man könnte aber auch sagen, daß Yin und Yang die beiden Chi seien und durch ihre gegenseitige Bewegung alle Dinge erzeugen und somit das Leben erhalten. Unter Yang verstehen wir das Männliche, das Aufstrebende, den Tag, die Wärme (Sonne), den Himmel, die Bewegung (Wachen), die Körperrückseite, rechts, die ungerade Zahl, außen. Unter Yin verstehen wir das Weibliche, das Absteigende, die Nacht, die Kälte (Mond), die Erde, die Ruhe (Schlafen), die Körpervorderseite, links, die gerade Zahl, innen.

Die Lehre der Akupunktur in der Han-Dynastie (206 v. Chr. – 220 n. Chr.) niedergeschriebene ca. 5000 Jahre alte vorwissenschaftliche traditionelle chinesische Therapiemethode beruht auf der Annahme einer lebendigen Energie (Chi), welche durch die 12 Organe und auf Energiebahnen (Meridiane) des Menschen und der Tiere kreist. Für zwei Stunden pro Tag ist sie in jedem Organ maximal anwesend (Organmaximalzeit) und kann durch Einstechen goldener (Yang) und silberner (Yin) Nadeln in bestimmte Hautpunkte, welche auf den Meridianen liegen, beeinflußt werden.

Gemäß der Yin-Yang-Lehre ordnen sich die 12 Organe des Menschen in zwei Gruppen: Tag- oder Yangorgane (rot gekennzeichnet) = Dünndarm, Blase, 3-facher Erwärmer (= Hormondrüsensystem), Gallenblase, Dickdarm und Magen, sowie Nacht- oder Yinorgane (blau gekennzeichnet) = Herz, Niere, Kreislauf, Leber, Lunge, Milz-Pankreas.

Beobachtet man nun zu welchen Tageszeiten (stets ist die Normalzeit gültig!) körperliche Beschwerden auftreten und schaut dann auf die Organuhr, so läßt sich die entsprechende Funktionsstörung ablesen. Menschen, welche z.B. zwischen 1 und 3 Uhr nachts aufwachen und während dieser Zeit auch nicht mehr einschlafen können, haben eine energetische Leberfunktionsstörung. Der Asthmatiker hingegen sitzt bevorzugt nachts zwischen 3 und 5 Uhr auf der Bettkante und ringt nach Luft; dies entspricht der Maximalzeit der Lunge. Zur Versorgung entzündeter Zellen wie auch zur Beseitigung anfallender Gift- und Schlackenstoffe sendet ein reaktionsfähiger Organismus vermehrt Energie zu den Orten des Herdgeschehens. Ist ein rascher Energieaustausch nicht mehr möglich (geschwächter Organismus), so kommt es zu einer Stauung im betreffenden Meridian.

Die Energie fließt normalerweise im Uhrzeigersinn (I-XII-I): Mutter-Sohn-Kreis. Kann der erkrankte „Sohn" die Zweistunden-Energie von der „Mutter" nicht annehmen, so kann auch ein gesunder Meridian sich stauen. Folge davon ist eine Zweit-Erkrankung oder Folge-Erkrankung (Energieabfluß über einen Ko-Kreis von Yang zu Yin möglich – in der Abbildung nicht dargestellt).

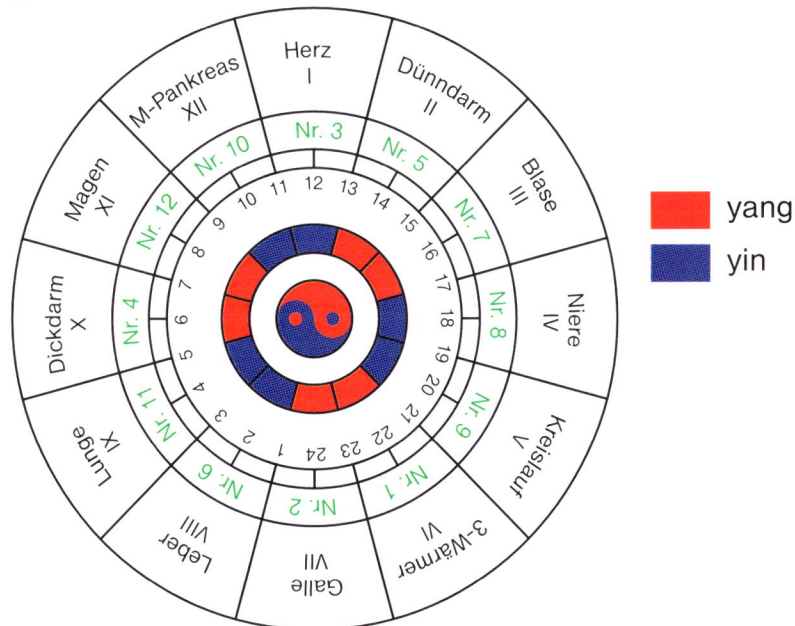

Auch in unserer westlichen Medizin kennen wir solche Zweit- oder gar Dritt-Erkrankungen, nur muß man der Traditionellen Chinesischen Medizin (TCM) zugute halten, daß sie zum Verständnis der Krankheitsursache-Folgewirkung ein präzises Schema entwickelt hat: die Organuhr.
Ob nun mit den Akupunkturnadeln die „Störung" behoben wird oder wir uns einer anderen Methode bedienen, um einen harmonischen Energie-fluß wieder herzustellen, ist uns freigestellt.
Mit Erkenntnis der Organmaximalzeiten und der Kenntnis der 12 Schüß-lerschen Mineralsalze können wir ebenso erfolgreich das Chi wieder fließen lassen. In der Organuhrabbildung habe ich den Meridianen mit ihren Organmaximalzeiten das entsprechende Schüßlersalz (grün) gegen-übergestellt. Therapeuten, welche die Kinesiologie (ein auf denn amerika-nischen Chiropraktiker Georg Goodheart zurückgehendes diagnostisches und therapeutisches Verfahren) anwenden wird empfohlen das in Frage kommende Schüßlersalz zuvor im Muskeltest zu prüfen.

Nachstehend folgen die Beschreibungen der biochemischen Mineralsalze – die Mittelbilder.

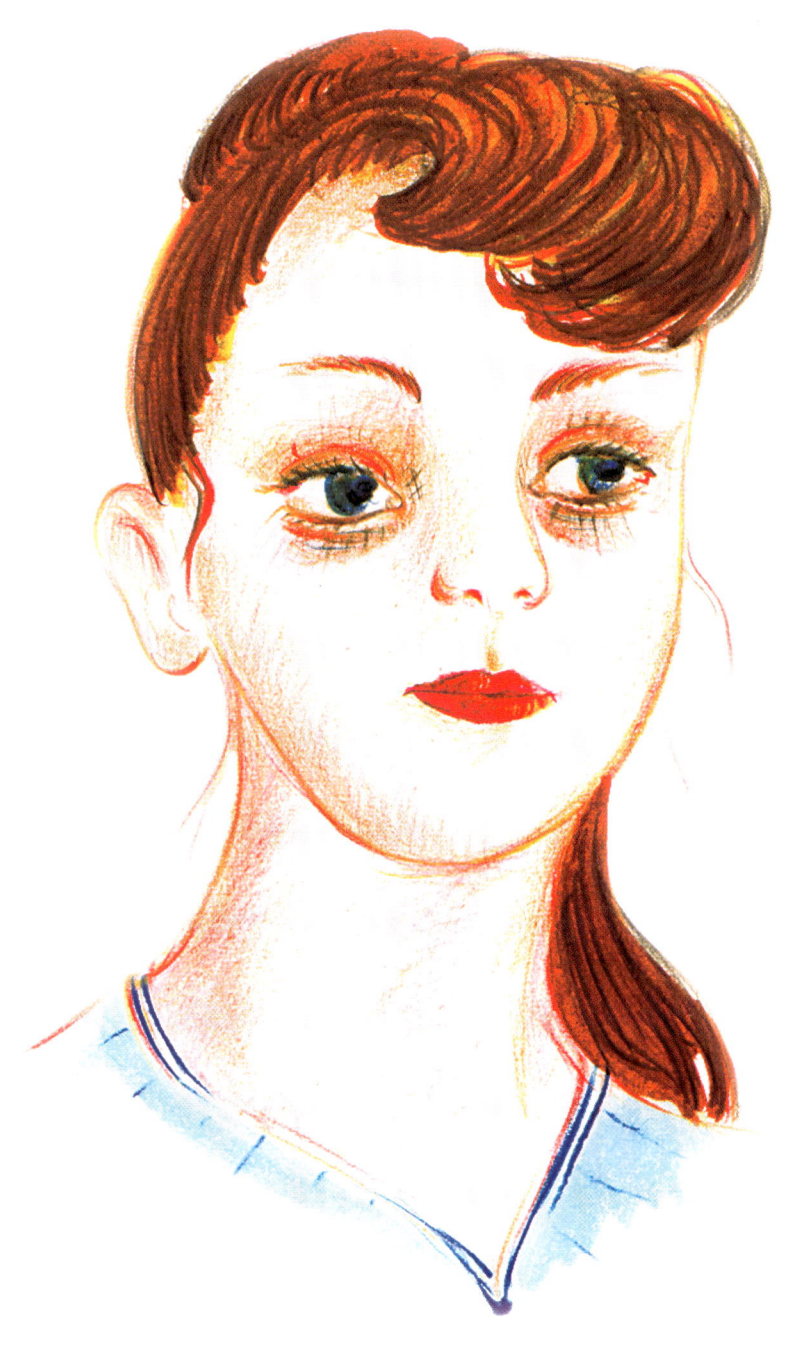

Nr. 1 Calcium fluoratum D 12
(Fluorcalcium - Flußspat)
CaF_2

Es findet sich im menschlichen Organismus in den Zellen der Oberhaut, im Zahnschmelz, in der Knochenoberfläche sowie in allen elastischen Fasern. Zwei Wirkungsrichtungen sind auffallend: alles was verhärtet ist, wird durch die Nr. 1 weich, was zu schlaff ist, bekommt seine natürliche Spannkraft zurück. Auffallend sind rissige Hände, ebenso übermäßige Hornhautbildung an Händen und Füßen.

Antlitz: Im inneren Augenwinkel fallen feine Würfelfalten oder fächerartige Hautfältchen auf bräunlich - rötlichen - schwärzlichen Grund auf (Längs- und Querfalten); Würfelfalten können sich über das gesamte obere Augenlid erstrecken; vereinzelt finden sich Schuppen im Gesicht; Firnisglanz.

Zunge: rissig, borkig, trocken, braun.

DD: Durch Wärme Besserung der Beschwerden, feuchtes Wetter und Kälte verschlimmert.

Anwendung

Pastillen: Unbegründete Furcht, unruhiger und unerquicklicher Schlaf; Sehkraft vermindert, Grauer Star des älteren Menschen (Linsentrübung), Schwerhörigkeit im Alter; Gewebs- und Drüsenverhärtungen, derber harter Kropf, rissige Zunge, Knochen- und Zahnerkrankungen (u.a. Karies), Zahnfleisch sehr empfindlich, Auflagerung an Knochen (z.B. Überbein, Fersensporn), Bandscheibenschäden, Gelenkbeschwerden, Empfindlichkeit gegen feuchtes, nebliges Wetter, Belastungsschmerzen in Hüfte und Knie, Rachitis, Schlottergelenke, Elastizitätsminderung von Blutgefäßen (Arterienverkalkung, Hämorrhoiden, Krampfadern), Organsenkungen, Empfindlichkeit der Knochenhaut, harte Warzen, Plattfuß. Der Bindegewebsschwächling.

Salbe: Risse und Schrunden der Haut, Hornhautbildung, Neigung zu Nabel- und Leistenbruch usw.; Narbenwülste, Schmerz im rechten Oberbauch, Magenerweiterung, Verhärtungen von Lymphknoten, Brustdrüsenknoten, Hämorrhoiden, Mastdarmvorfall, Afterfissuren, Afterjucken; Krampfadern, Nagelverwachsungen, Nagelfalzeiterungen.

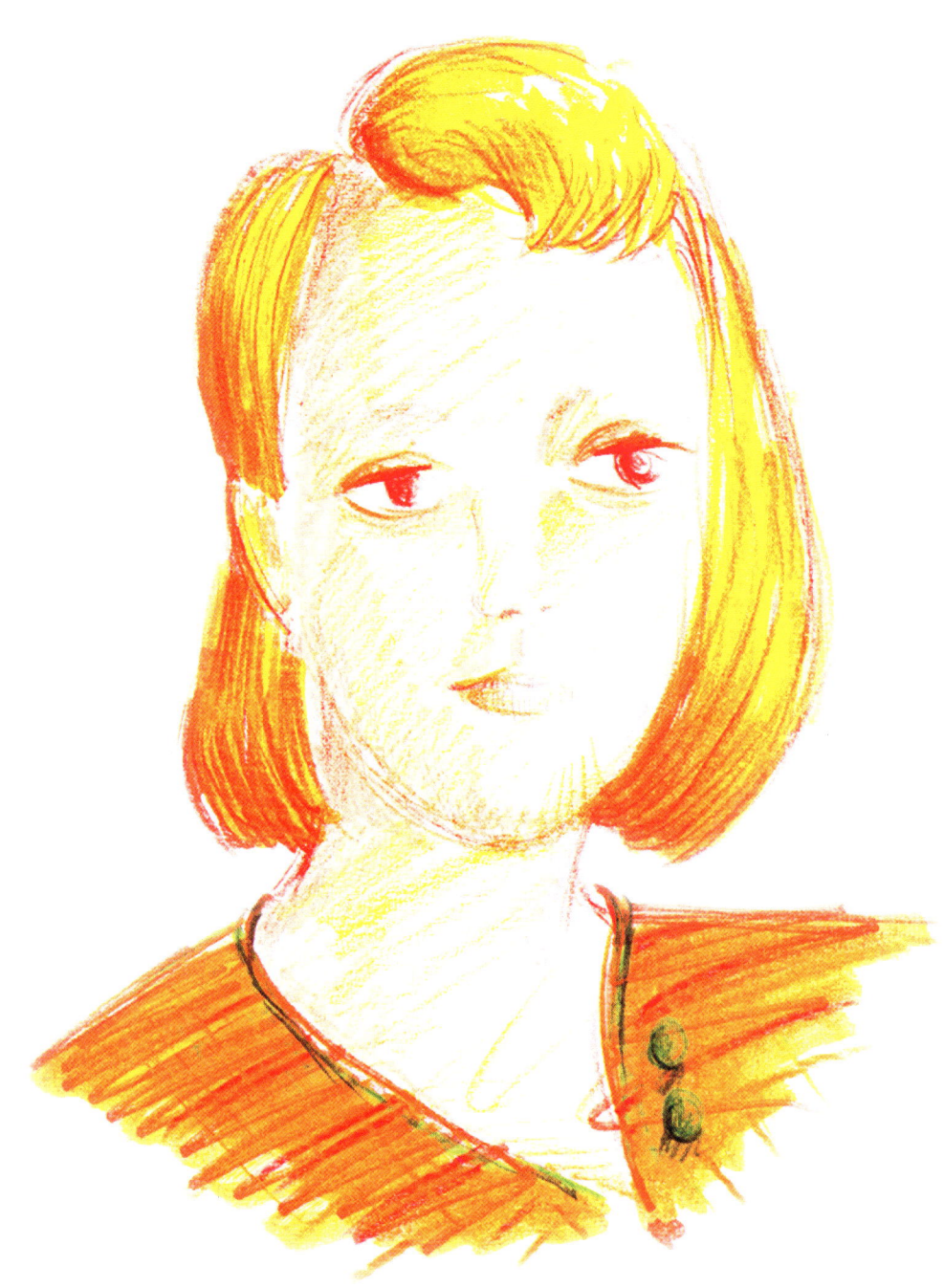

Calcium phosphoricum

Nr. 2 Calcium phosphoricum D 6
(Phosphorsaurer Kalk - Calciumphosphat)
$CaHPO_4 \times 2\ H_2O$

In allen Körper- und Knochenzellen vorkommend (häufigstes Mineralsalz im menschlichen Organismus). Wichtig für die Zellneubildung. Das biochemische Kräftigungsmittel par excellence. Notwendig für die Eiweißbildung.

Antlitz: Wächsernes Gesicht; erinnert vornehmlich im Bereich der Ohren an eine Wachspuppe. Das Wächserne zeigt sich zuerst an den Ohren. Obere Gesichtshälfte stärker betroffen; durch körperliche Betätigung tritt eine gelblich - rötlichweiße Farbe auf (täuscht - daher nur in Ruhe beurteilen!). Käsig; „weiß wie eine Kalkwand".

Zunge: dick – weiß belegt; Geschmack süßlich; selten: pelziges Gefühl.

DD: Beschwerden in Ruhe und nachts verschlimmert.

Anwendung

Pastillen: Störung der Knochenhaut- und Zahnbildung (Rachitis), Knochen brechen leicht, schlechte Heilung bei Knochenbrüchen, gestörte Blutbildung (Blutarmut), Milchallergie, wie auch Allergien aller Art; Kopfekzeme und Ausschlag, rasche Ermüdung, Menstruationsbeschwerden, in der Schwangerschaft, Rekonvaleszenz, Schulkopfschmerz, Nervosität, Verlangen nach pikanten Speisen (Geräuchertem); unangenehmer Mundgeruch am Morgen; chronisch vergrößerte Mandeln; Infektanfälligkeiten aller Art, Lungenerkrankungen, Wetterempfindlichkeit, Gewebeschäden nach Erkrankung, nächtliche Wadenkrämpfe ohne vorherige Anstrengung; Schwere der Glieder, Kribbeln, Einschlafen der Extremitäten, krankhafte Schweißneigung; Eiweiß im Urin.

Salbe: verzögerte Knochenheilung, Kapsel- und Bänderschwäche (bes. Knie), Gelenkergüsse (eiweißhaltig), Schleimbeutelentzündung; bei Knick-, Senk- und Spreizfüßen (Cave: Nr. 1 macht straff und elastisch [Schlottergelenk], Nr. 2 macht stark und fest); Knochenschmerzen bei Wetterwechsel; Rücken- und Kreuzschwäche; bei lernerschöpften Schülern Salbe zwischen Schulterblättern einmassieren, ebenso bei zu schnell gewachsenen Kindern; Lymphdrüsenschwellung, eitrige Hautausschläge, juckende Hämorrhoiden.

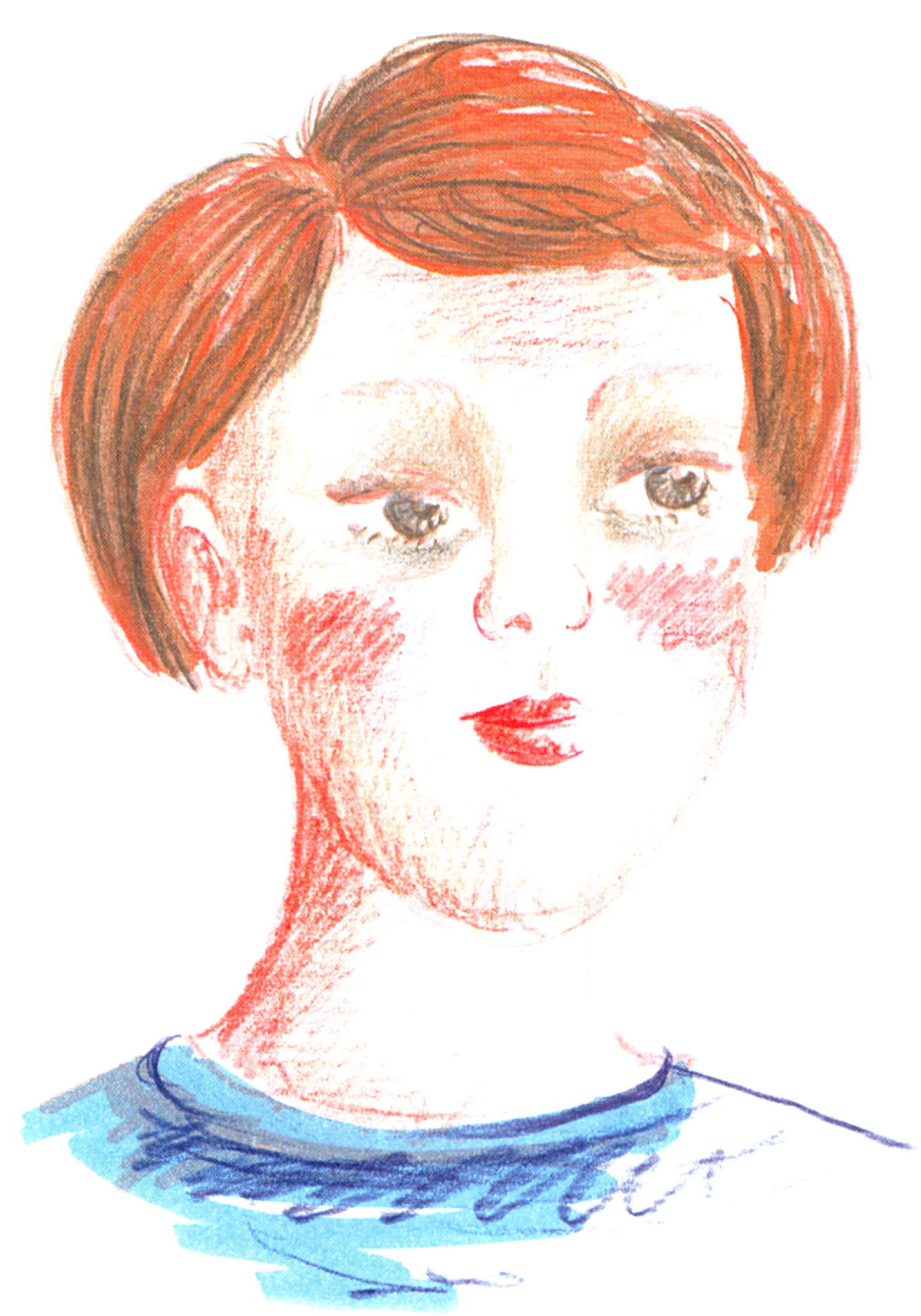

Ferrum phosphoricum

Nr. 3 Ferrum phosphoricum D 12
(Phosphorsaures Eisen - Eisenphosphat)
$Fe(PO_4) \times 8\ H_2O$

Im Blut (Bestandteil des Hämoglobins), in allen Körperzellen, besonders in den Muskelzellen, findet sich Eisen. Bei Eisenmangel kommt es zu Blutstauung und Gewebsentzündung; fehlt Eisen in der Darmmuskulatur, entsteht Durchfall, fehlt Eisen in der Darmwand, so resultiert daraus eine Stuhlträgheit. Wichtig für Abwehr- und Entgiftungsvorgänge im Organismus. **Hauptmittel für das 1. Entzündungsstadium (trockener Schwellungscharakter ohne Sekretion).**

Antlitz: Hohläugiges Aussehen (tritt nicht selten plötzlich auf), oft mit Schatten in den Augenhöhlen. Am inneren Augenwinkel streifenförmige bläulich - schwärzliche Verschattung, welche sich schmäler werdend zum äußeren Augenwinkel hinzieht, zeigt den chronischen Eisenmangel an. Akut: Entzündliches Fieber (1. Stadium): Fieberröte zuerst auf der Stirn, dann an den Wangen (Patient gibt oft ein Gefühl des Brennens mit an), erhöhte Temperatur. Ferrum-Röte (hitzige Röte) tritt besonders nach körperlicher Anstrengung oder durch Kälteeinwirkung auf. In die Abbildung wurde sowohl der akute als auch der chronische Zustand eingezeichnet.

Zunge: rein

DD: Nachts verschlimmern sich alle Beschwerden, ebenso durch Wärme und Bewegung. Linderung der Beschwerden durch Ruhe und Kühle.

Anwendung

Pastillen: Frische Wunden, Quetschungen, Verstauchungen und Blutungen. Plötzlich auftretende entzündliche und fieberhafte Prozesse; Kinderkrankheiten. Körperliche Überanstrengung; akute Magenbeschwerden mit oder ohne Erbrechen, Durchfälle im Sommer; rheumatische Erkrankungen mit Durchblutungsstörungen; Schmerzen.

Salbe: Blaue Flecken bei geringstem Anstoßen, Blutergüsse, häufiges Herzklopfen schon bei geringster Anstrengung (über der Herzgegend in die Brust einreiben); jede nicht lymphatische Entzündung der Haut (ob brennend, juckend, heiß oder trocken), nesselsuchtartige Hautausschläge; Prellung, Schwellung, Zerrung; Sonnenbrand oder andere Verbrennungen (1. Grad). Frostbeulen, Krampfaderschmerzen. Salbenmassage bei kalten Füßen.

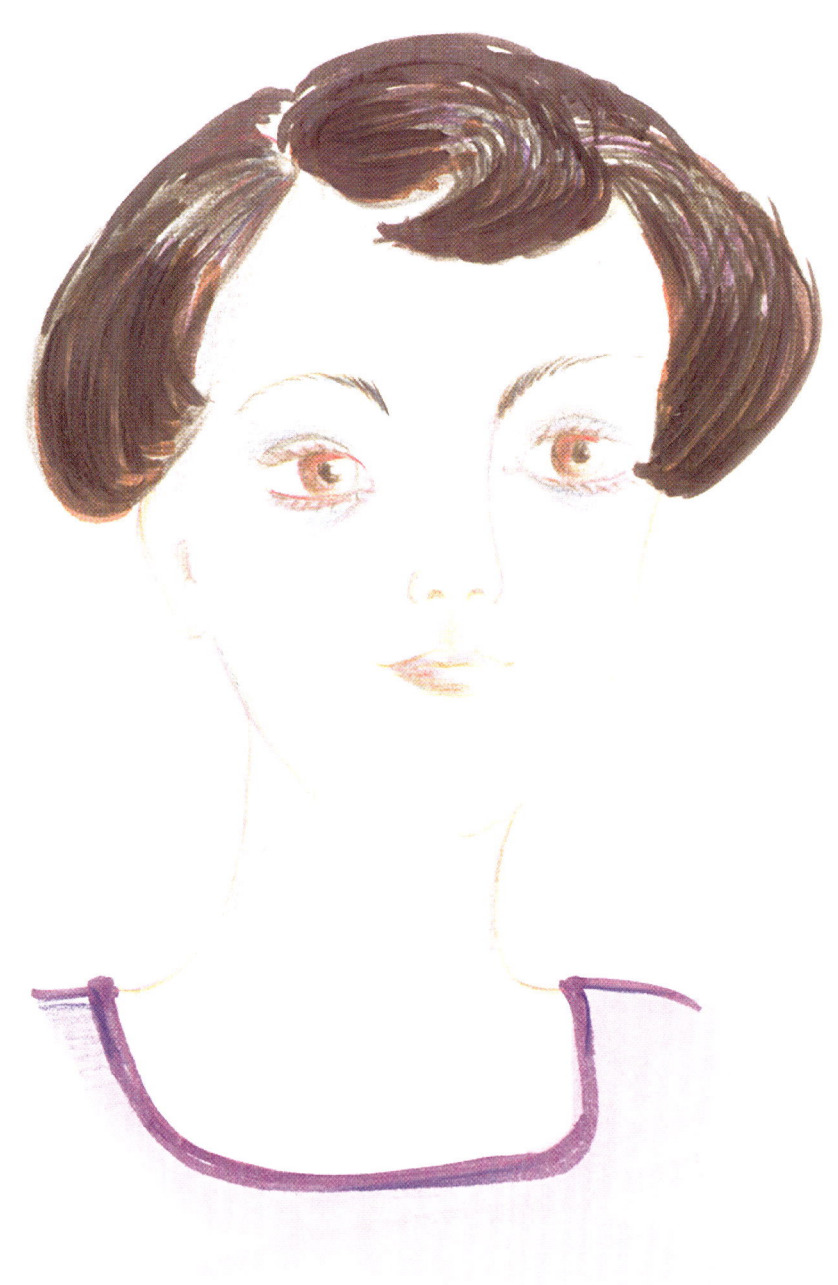

Kalium chloratum

Nr. 4 Kalium chloratum D 6
(Kalium muriaticum - Chlorkalium - Kaliumchlorid)
KCl

Kommt in fast allen Körperzellen vor und dient dort zur Aktivierung des Stoffwechsels: Kohlenhydratverwertung und Eiweißaufbau. Kalium ist Gegenspieler von Calcium und Natrium. Hemmt die Blutgerinnung, **Hauptmittel des 2. Entzündungsstadiums (mit weißen, weiß - grauen oder weißschleimigen zähflüssigen Absonderungen).**

Antlitz: Milchig - bläuliche oder milchig - rötliche Verfärbung oft nur isoliert am Augenunterlid; Alabasterhaut, bei jungen Damen zieht diese milchig - bläuliche Färbung sogar über die Arme und den ganzen Körper.

Zunge: weiß belegt, mit unter auch dick weiß - gelblich - grau.

DD: Bewegung verschlimmert, ebenso gewürzte und fette Kost; Wärme bessert die Beschwerden.

Anwendung

Pastillen: Katarrhe verschiedener Organe und Schleimhäute mit weißen, weiß – grauen oder weißschleimigen zähflüssigen – fibrinösen Absonderungen. Stockschnupfen, Mandelentzündung, Masern, Ziegenpeter, Heiserkeit, Keuchhusten; Lungen- und Rippenfellentzündung, Bronchitis mit zähem Faden ziehendem Schleim, Mittelohrkatarrh, Schwerhörigkeit oder Taubheit aufgrund einer chronischen Entzündung des Gehörganges; Augenentzündungen, trockene Hautausschläge; Warzen (Nr. 4 innerlich und äußerlich anwenden); Sehnenscheidenentzündungen, Schwellung der Gelenke, chronische Gelenkleiden, Rheumatismus, Schmerzen nur bei Bewegung oder durch Bewegung verschlimmert, Gicht; chronische Blasen- und Nierenentzündungen; chronische Blinddarmreizung; Blut dick, schwarz, zäh; Hämorrhoidalblutung; krankhafter Hunger (Heißhunger), durch Wasser trinken gebessert; Frostbeulen, Impffolgen.

Salbe: Verschorfende Wunden, trockene Hautkrankheiten mit mehlartigen Schuppen, Warzen an Händen, herpesartige Ausschläge mit entzündlichen Bläschen, Schleimbeutelentzündung, Rippenfellentzündung, Muskelrheuma, Blutergüsse (Farbänderung von blau nach grünlich - gelb), Hühneraugen, Venenentzündungen; sowie alle Verletzungen, Prellungen, Schwellungen, nachdem das 1. Entzündungsstadium durchlaufen ist.

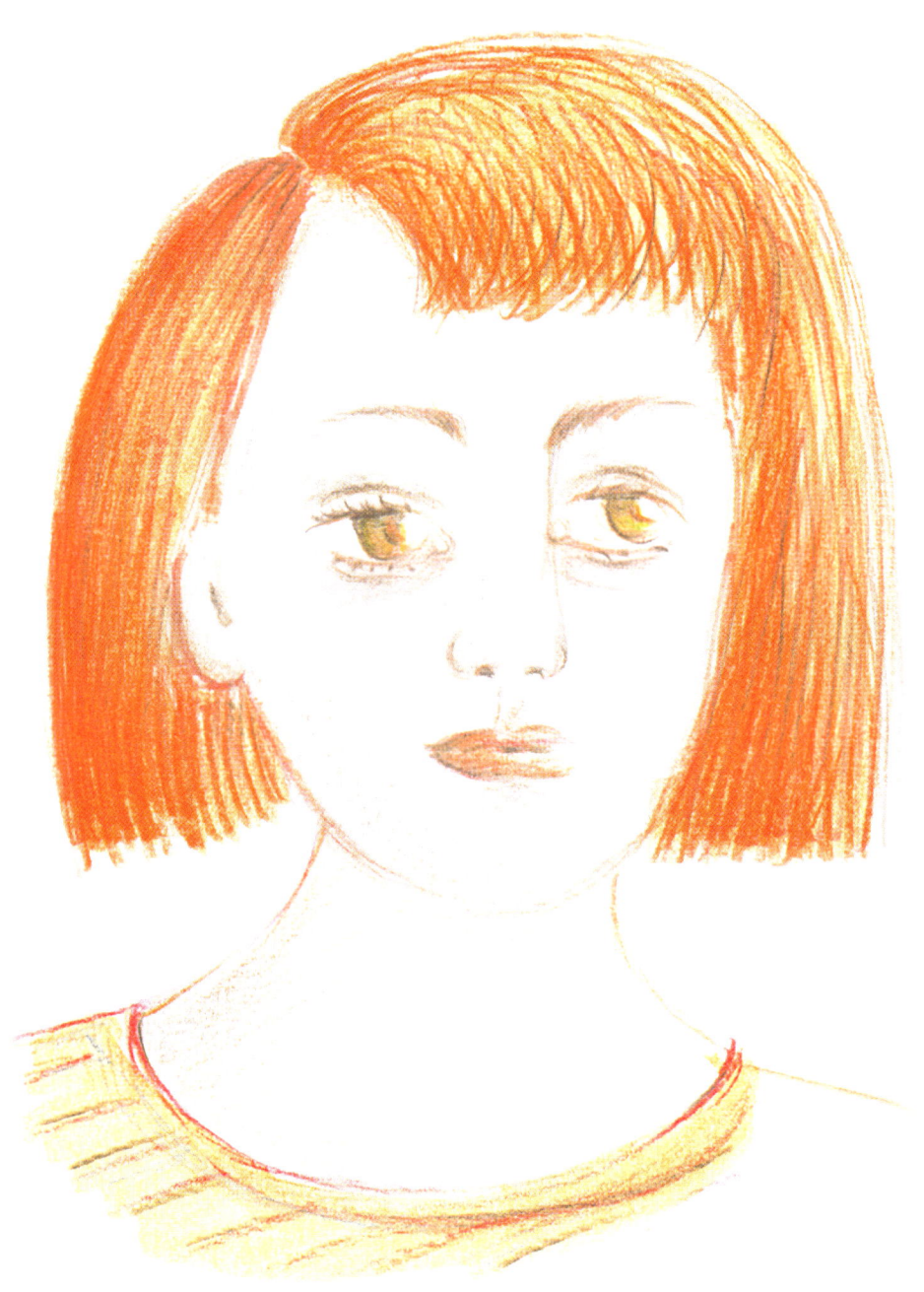

Kalium phosphoricum

Nr. 5 Kalium phosphoricum D 6
(Phosphorsaures Kalium - Kaliumphosphat - Kaliumhydrogenphosphat)
KH_2PO_4

In den Zellen des Gehirns, der Nerven, in den Muskelzellen, wie auch in den roten Blutkörperchen und in den Blut- und Gewebsflüssigkeiten ist dieses bedeutendste anorganische Lebenssalz anzutreffen. Mangelt es an ihm, so sind körperliche, seelische und geistige Fähigkeiten herabgesetzt. Eine gedrückte, niedergeschlagene Stimmung macht sich breit, oft verbunden mit Angst, Trauer und Gedächtnisschwäche, Schlaflosigkeit und Erschöpfungszuständen von Körper und Geist, die in einer Herzschwäche und/oder Muskelschwäche mit Lähmungsgefühlen gipfelt. Cave: Nicht bei Tuberkulose anwenden!

Antlitz: Aschgraue, fahle Verfärbung, die sich vornehmlich am Kinn und an den Schläfen zeigt; untere Augenlider blaß, fahl, aschgrau! Schmutziger, ungewaschener Eindruck. Chronisch: eingefallene Schläfen.

Zunge: senffarben belegt, stinkend, trocken.

DD: Anstrengung verschlimmert die Beschwerden, wohingegen eine mäßige Bewegung bessert.

Anwendung

Pastillen: Nervosität, Erschöpfung, Depressionen, Melancholie, Hysterie, Unlust zu geistiger Tätigkeit (Schüler!), Gedächtnisschwäche, nervöse Schlaflosigkeit, Kreuzschmerzen, Muskelschwäche, nervöse Herzbeschwerden, zur Unterstützung der Behandlung organischer Herzleiden, Angstgefühle mit Herzklopfen, bei Lähmungen, Blutverlust, Kräfteverfall bei Infektionskrankheiten („inneres Antibiotikum"), chronische Zustände mit faulig, übelriechenden Absonderungen, Zellzerfall.

Salbe: Stärkt Herzmuskel, beruhigt Herznerven, entspannt Herzkranzgefäße, baut dadurch evtl. Herzrhythmusstörungen ab, nervöses Herzklopfen, Herzstechen (Salbe mehrmals täglich auf Brust über der Herzgegend einreiben). Schlecht heilende, oft infizierte Wunden (Salbe nur am Wundrand auftragen, Wunde mit getränktem Mull täglich mehrmals abtupfen), Wadenkrämpfe, Venenkrampf, Nervenschmerzen, Lähmungserscheinungen nach Schlaganfall, Diphtherie und Kinderlähmung. Haarausfall am Kopf, Augenbrauen oder Bart: nachts Salbenläppchen auflegen.

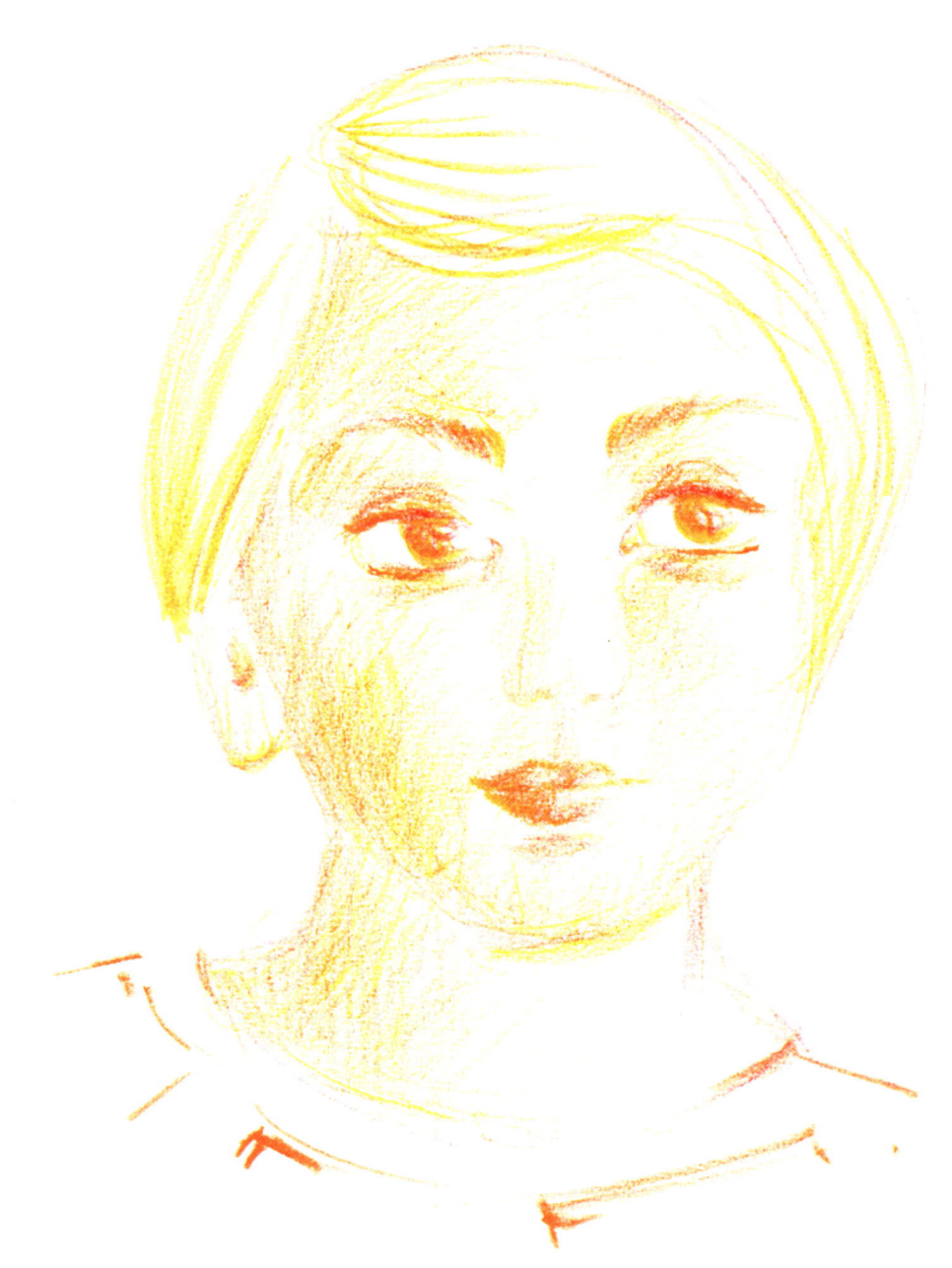

Kalium sulfuricum

Nr. 6 Kalium sulfuricum D 6
(Schwefelsaures Kalium - Kaliumsulfat)
K_2SO_4

Meist zusammen mit Eisen befindet es sich in den Oberhautzellen und den Muskeln. Fehlt es, kommt es zur Abstoßung dieser Oberhaut oder ganzer Hautareale. Das große Entgiftungsmittel der Biochemie! **Hauptmittel für das 3. Entzündungsstadium (mit gelbschleimiger Absonderung).**

Antlitz: Bräunlich - gelb bis braungelb verfärbt, vornehmlich am unteren Augenlid. Falls nur das untere Augenlid betroffen ist, so erscheint die Verfärbung dunkler. Die Verfärbung kann sich auch nur in Flecken zeigen (Sommersprossen, Leberflecke, Altersflecke). Im Vergleich dazu Nr. 10 Natrium sulfuricum: grünlich - gelb bis grüngelb.

Zunge: gelblich - schleimig.

DD: Traurige und ängstliche Stimmung beherrschen das Bild; Beschwerden verschlimmern sich in geschlossenen, warmen Räumen und am Abend; frische kühle Luft verschafft Linderung.

Anwendung

Pastillen: Schnupfen, gelbschleimiger Fließschnupfen, Katarrh, chronisch - eitrige Schleimhautkatarrhe von Ohr, Hals, Bronchien, Bindehaut der Augen u. a., Ohrfluß; Magen-Darm-Katarrh, Entzündung von Leber und Nieren, Hautjucken, rheumatischer Gelenkschmerz; fördert alle Entgiftungs- und Ausscheidungsvorgänge, auch die Abschuppung nach Masern und Scharlach.

Salbe: Unreine, eitrige Haut (Pickel), Hautjucken, Bläschenausschlag, knötchenartige Hautausschläge; Lidrandentzündung; eitrig, verstockter Schnupfen; Eiterungen in Nasenneben-, Stirn- und Kieferhöhlen mit oder ohne Ohrenbeteiligung (Salbe über die Nasenschleimhäute einmassieren, damit lösen sich die Verhärtungen, alles kann abfließen und ausheilen). Bei chronischen Erkrankungen das Mittel zur Leberentgiftung (Salbe unter dem rechten Rippenbogen einmassieren oder Salbenauflage über Nacht). Rheumaartige Nacken-, Rücken- und Gliederschmerzen. Bei Hauteiterungen, Abszesse, eiternden Wunden (Salbe nur am Wundrand auftragen, Wunde mit getränktem Mull täglich mehrmals abtupfen). Verbrennungen 2. Grades: bei Hauteiterung, auch wenn die Haut immer wieder aufbricht (z.B. bei Neurodermitis/Schuppenflechte).

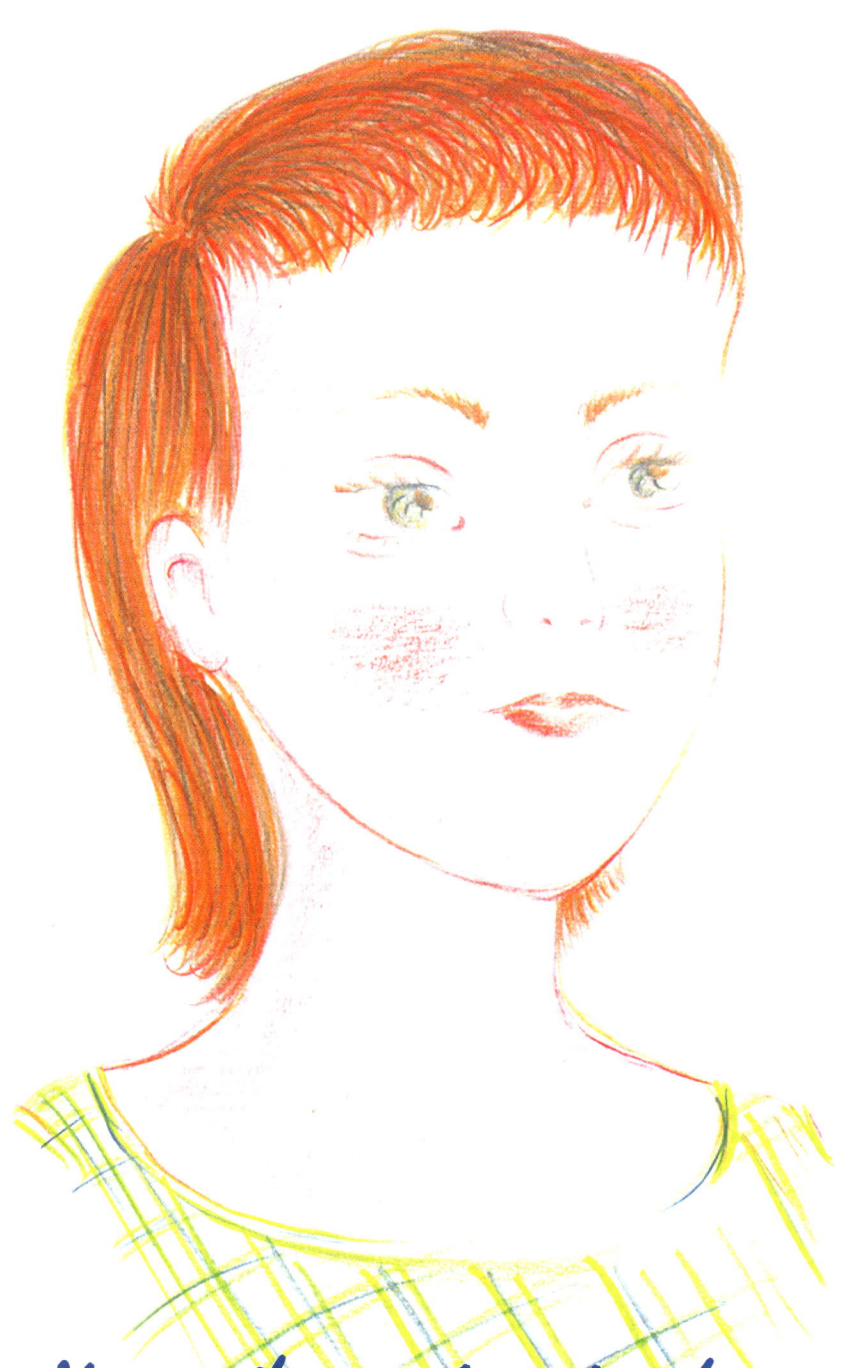

Magnesium phosphoricum

Nr. 7 Magnesium phosphoricum D 6
(Phosphorsaures Magnesium - Magnesiumphosphat - Magnesiumhydrogenphosphat)
$MgHPO_4 \times 3\ H_2O$

Den umfangreichsten Wirkungsbereich aller Mittel hat Magnesium phosphoricum. Man findet es in den Muskeln und Blutkörperchen, in Nerven, Gehirn und Rückenmark, in Leber, Schilddrüse, in Knochen und Zähnen. Fehlt es, so treten Krämpfe aller Art auf, z. B. Herz-, Magen-, Blasen- oder Wadenkrampf usw. Damit in Verbindung treten oftmals blitzartig schießende, wandernde und den Ort wechselnde Schmerzen auf.

Antlitz: Magnesia-Röte ist typisch, die sich durch einen fünfmarkstück- großen hellroten (karmesinroten) Fleck auf den Wangen links und rechts neben den Nasenflügeln zeigt. Es ist die hellste Röte, die der Antlitzdiagnostiker im Gesicht findet. Oft tritt sie auch bei Scham oder durch Verlegenheit auf (Lampenfieberröte).

Zunge: rein.

DD: Wärme und Gegendruck bessern die Beschwerden; Kälte verschlimmert.

Anwendung

Pastillen: Das biochemische Schmerz- und Krampfmittel! Magen-, Leib-, Gallen- und Nierenkoliken, Menstruationsbeschwerden, Engegefühl der Herzgegend (Erkrankung der Herzkranzgefäße), Schlaflosigkeit, Migräneanfälle, Zahnungsschwierigkeiten und Krampfhusten kleiner Kinder, nächtliches Bettnässen, Leibschmerzen mit Durchfall, Ischialgie (Hexenschuß), Zahnschmerzen, Adernverkalkung, Hämorrhoidalbeschwerden. Bei Menschen, auf welche die Beschreibung von Nr. 7 paßt, kann es auch den Cholesterinspiegel senken.

Salbe: Nervenschmerzen mit bohrendem oder reißendem, schießendem, stechendem, krampfartigem Charakter. Nächtliche Schmerzen im Arm, im Gesicht, im Kopf (Neuralgie/Migräne - vom Nacken hochsteigend über den Kopf ziehend), Ischiasschmerzen; Durchblutungsstörungen durch Gefäßkrämpfe; Leibkrämpfe (großflächig Bauch mit Salbe einmassieren); Gesichtszucken, Tics, Lidzucken, nervöses Hautjucken (vor allem im Alter), Schuppenflechte (unterstützend).

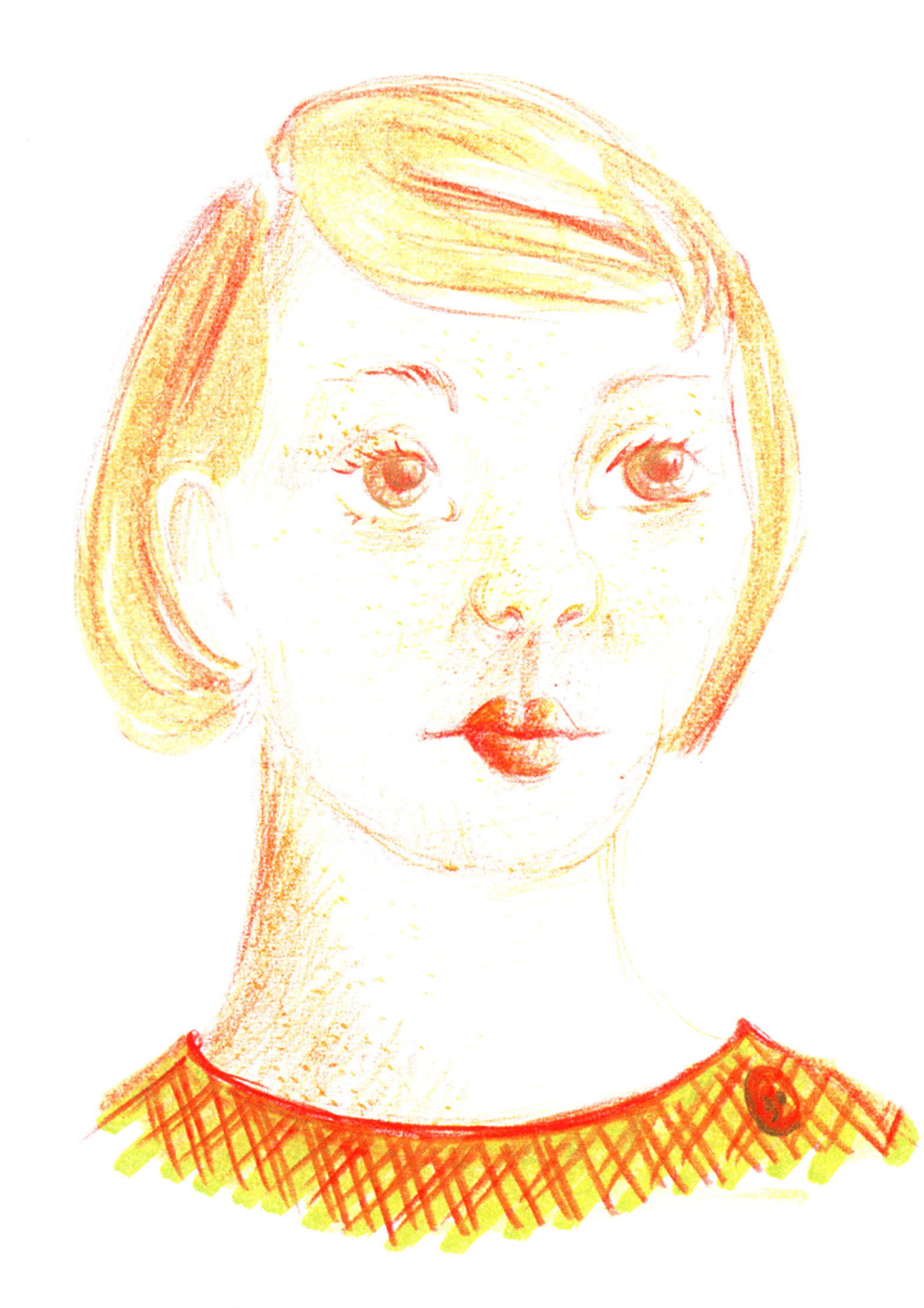

Natrium chloratum

Nr. 8 Natrium chloratum D 6
(Chlornatrium - Natriumchlorid - Kochsalz)
NaCl

Es findet sich in allen Geweben und Körperflüssigkeiten. Die Neubildung von Zellen und roten Blutkörperchen gelingt ohne Kochsalz nicht. Es reguliert außerdem die Wasseraufnahme der Zelle. Kältegefühle längs des Rückgrates, Hinfälligkeit, kalte Hände und Füße, rissige Lippen und Augenringe zeigen Störungen im Wasserhaushalt an. Biologisch betrachtet ist es absolut lebenswichtig (essentiell), vornehmlich bei der Gewährleistung der Erregbarkeit von Muskeln und Nerven.

Antlitz: Gesicht, wie aber auch das Körpergewebe erscheint gedunsen, schwammig und aufgeschwemmt. Schmierig - feuchte Lidränder. Gelatine-Glanz der Haut bei offenen Poren; nach Sonneneinfluß treten punktartige Ausschwitzungen auf. Am Unterlid zeigt sich beim Blick nach oben ein schmierig wirkender Hautstreifen. Nicht selten tritt im Kopfhaarbereich ein Haarschinn auf.

Zunge: rein; mit Schleimstraßen und Bläschen.

DD: Morgens und in den Vormittagsstunden Verschlimmerung, ebenso durch feucht-kühles Wetter und geistige Anstrengung. Viel Durst, Verlangen nach Gesalzenem. Trockene, warme oder auch frische, kühle Luft bessert.

Anwendung

Pastillen: Abmagerung, Appetitlosigkeit, Bleichsucht, Blutarmut, wässriger Nasenkatarrh (Schleimhautkatarrh mit wässriger Absonderung), Bläschenausschlag an den Lippen (Herpes), Tränen- und Speichelfluß, Magen-Darm-Katarrh mit wässrigem Durchfall, schlaffe Verstopfung, Milchmangel der Wöchnerinnen, nässende Hautausschläge, Kopfschmerzen, Migräne, Nerven- und Antriebsschwäche, rheumatische Beschwerden.

Salbe: Nässende Ekzeme, Akne, Mitesser, aufgesprungene Lippen (meist Riß in der Unterlippenmitte), Mundwinkeleinrisse, Bläschen an den Lippen (Herpes); Afterfissuren, Wundsein kleiner Kinder, Nagelfalzeiterungen, Brandwunden, Hautpilzerkrankungen, Insektenstiche und deren Folgen, wundmachende Schweiße an Händen und Achsel, trockene welke Haut; gespannte Wassersäckchen und Aufgedunsenheit, Wundliegen (Dekubitus), Einrisse an den Brustwarzen. Salbenverbände um teigige Ergüsse an Gelenken, aber auch bei Rippenfellentzündung.

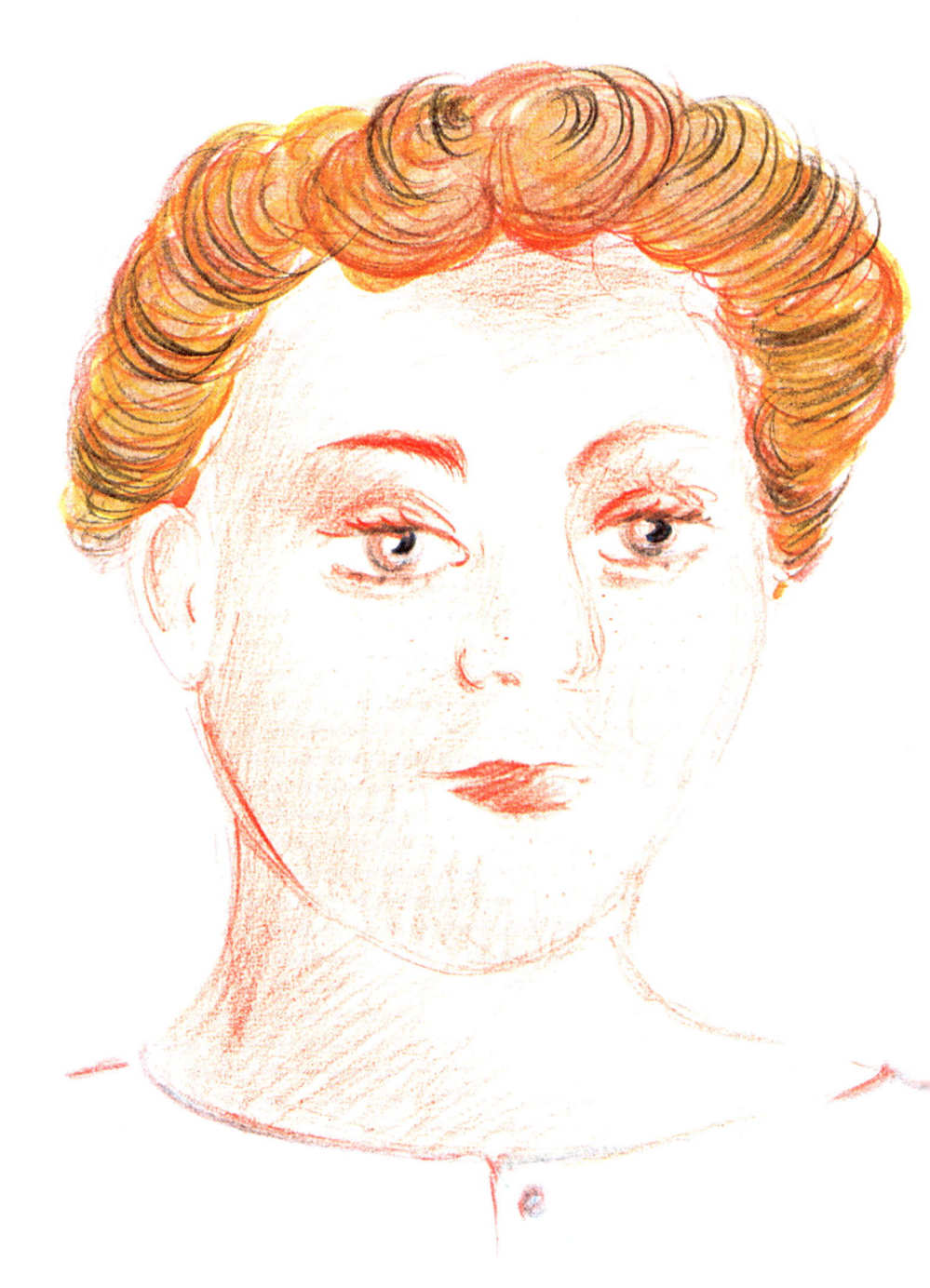

Natrium phosphoricum

Nr. 9 Natrium phosphoricum D 6
(Phosphorsaures Natrium - Natriumphosphat - Natriummonohydrogenphosphat)
$Na_2HPO_4 \times 12 H_2O$

Die Blutkörperchen, die Nerven- und Gehirnzellen, die Muskeln sowie die Gewebeflüssigkeit haben als Bestandteil Natrium phosphoricum. SCHÜSSLER maß diesem Mineralsalz große Bedeutung zu: wichtige Funktion im Kohlensäureaustausch des Blutes und im Kohlenhydratstoffwechsel bei der Muskelarbeit (Milchsäure), bei der Fettsäureverseifung nach Fettgenuß. Ebenso hält es die Harnsäure in Lösung, so daß sie gut über die Nieren ausgeschieden werden kann.

Antlitz: Speckiger Glanz, hauptsächlich an den Nasenflügeln, oftmals mit fettigen Ausschwitzungen (fettige Brillengläser!) und Mitessern. Hängende Fettbacken, abwaschbar; rahmartige oder honiggelbe Absonderungen der Hautdrüsen; nicht selten beobachtet man eine rote Verfärbung, die als eine entzündliche, glänzende oder fettige Röte in Erscheinung tritt. Rotes Mittelgesicht ("Säuremaske"). Fettige Haare.

Zunge: weißlich - gelb belegt, feucht.

DD: Bewegung und feucht-kaltes Wetter verschlimmern die Beschwerden.

Anwendung

Pastillen: Gallenblasen-, Blasen- und Nierenentzündung; Gallenblasen-, Blasen- und Nierensteine, Beschwerden nach zu viel fettiger Nahrung; akute und chronische Krankheiten (vor allem bei Kindern), Ischias, Gicht und Rheuma beim älteren Menschen; Magenschleimhautentzündung, Sodbrennen, saures Erbrechen, Gärungsstühle, Mandel- und Rachenentzündungen; Bindehautentzündung; Gelbsucht. Honiggelbe, saure Ausscheidungen.

Salbe: Fettige großporige Haut, viele Pickel und Mitesser (Talgpfropfen), honiggelbe verkrustete Ausscheidungen von Geschwüren, Michschorf, eiternde Wunden; Furunkulose, bläschen- und pustelförmige Hautausschläge. Hornhautbildung an den Fußsohlen, oftmals vergesellschaftet mit sauren Schweißfüßen (in Verbindung mit 1 und 11), Lymphdrüsenschwellungen, weiche Knotenbildung in drüsenreichen Gegenden (z. B. Achsel, Brust, Leisten), Leberbeschwerden (zur Massage der Leber) und bei Gelenkschmerzen.

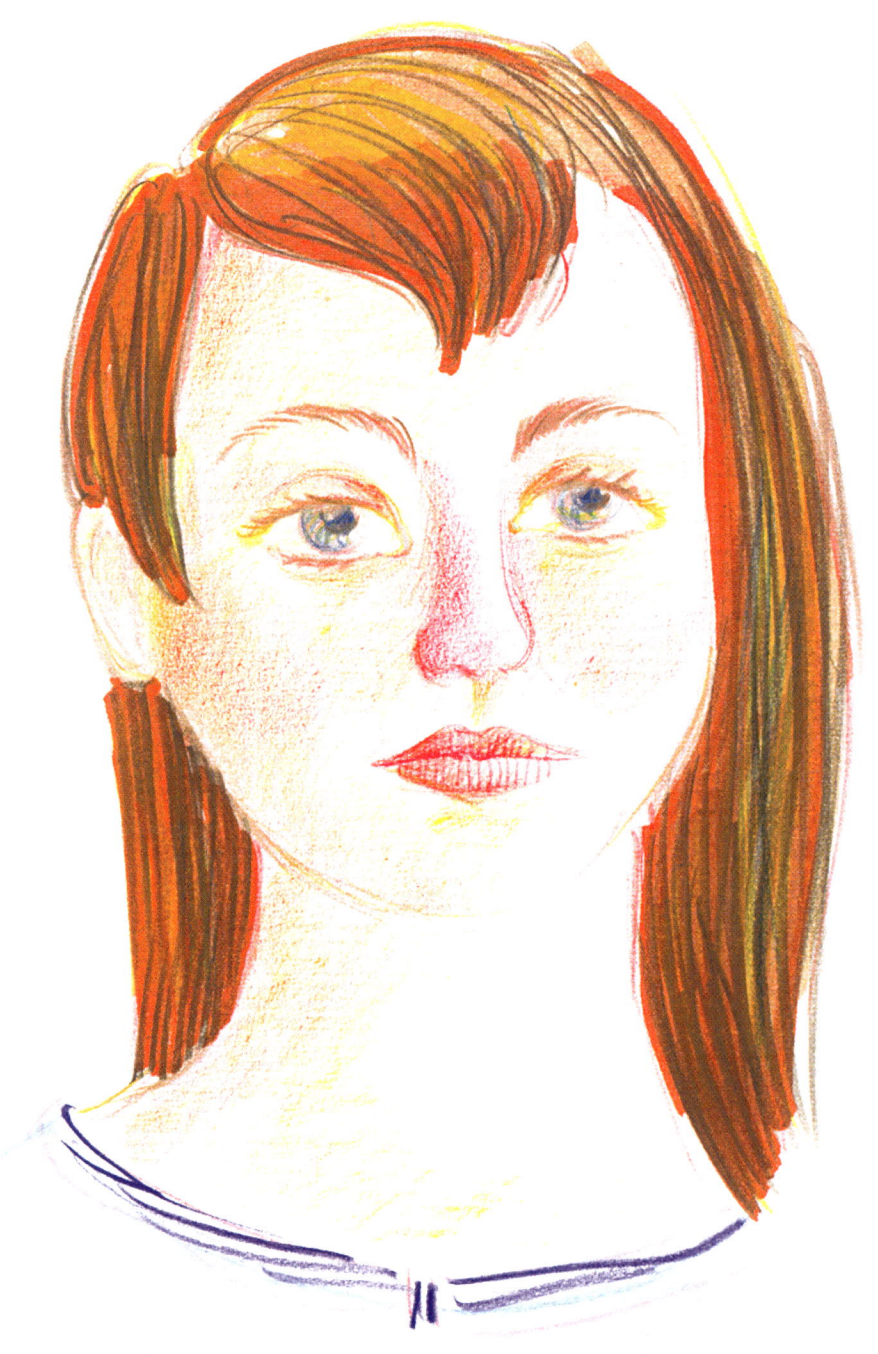

Natrium sulfuricum

Nr.10 Natrium sulfuricum D 6
(Schwefelsaures Natrium - Natriumsulfat - Glaubersalz - Sal miraculum)
$Na_2SO_4 \times 10\ H_2O$

Glaubersalz findet sich vorrangig in den Gewebesäften, weniger in den Zellen. Es entwässert den Körper, fördert die Darmtätigkeit (besonders die des Dickdarmes), scheidet Stoffwechselschlacken aus, entgiftet den Organismus und regt zudem den Gallenfluß an.

Antlitz: Grünlich - gelb oder entzündliche Röte. Die Röte erscheint oberflächlich, eher matt und glanzlos. Oft findet sich eine rote Nase („Trinkernase"); entzündliche Röte, bläulich - rote Verfärbung an den Wangen. Die rötliche Verfärbung zeigt sich an der Nasenwurzel und an den inneren Augenwinkeln. Hierher gehören auch die Verfärbungen bei Frostbeulen und die Froströte am Ohrrand. Merke: Nasenwurzel grünlich - gelblich, Nasenrücken rötlich, Nasenspitze rötlich - bläulich. Dies zeigt sich beim akuten Geschehen; im chronisch - degenerativen Zustand finden sich dagegen oftmals nur abgeschwächte Antlitzzeichen (Überlagerungen!).

Zunge: Schmutzig bräunlich - grünlich belegt; bitterer Geschmack.

DD: Reizbare, gleichgültige und niedergeschlagene Menschen, die ständig frostig sind und auch im Bett nicht richtig warm werden. Schlimmer gegen Morgen, bei feuchtem, nebligen Wetter und in feuchter Umgebung (Wohnung) - Periodizität beobachtbar. Gelb - grünliche, wässrige Absonderungen.

Anwendung

Pastillen: Schnupfen, Grippe; anwendbar bei Erkrankungen der Ausscheidungsorgane (Leber, Galle, Bauchspeicheldrüse, Nieren, Blase, Darm). Verstopfung, Durchfall, Hautausschläge, alte Wunden, Unterschenkelgeschwüre, Ödeme, Rheuma, Nierengrieß, Schäden nach Über- und Fehlernährung; Alkoholmißbrauch.

Salbe: Flechten (nässend), Unterschenkelgeschwüre (Salbe nur am Wundrand auftragen, Wunde mit getränktem Mull täglich mehrmals abtupfen), Ödeme, eitrige Hautausschläge, Hautpflegemittel bei Gelbsucht und Grippe; Hühneraugen, (aufgebrochene) Frostbeulen (Salbenläppchen), zur unterstützender Behandlung der Wundrose; Hautpilzerkrankungen und Nervenschmerzen. Einreibung unter rechtem Rippenbogen (Lebergebiet!).

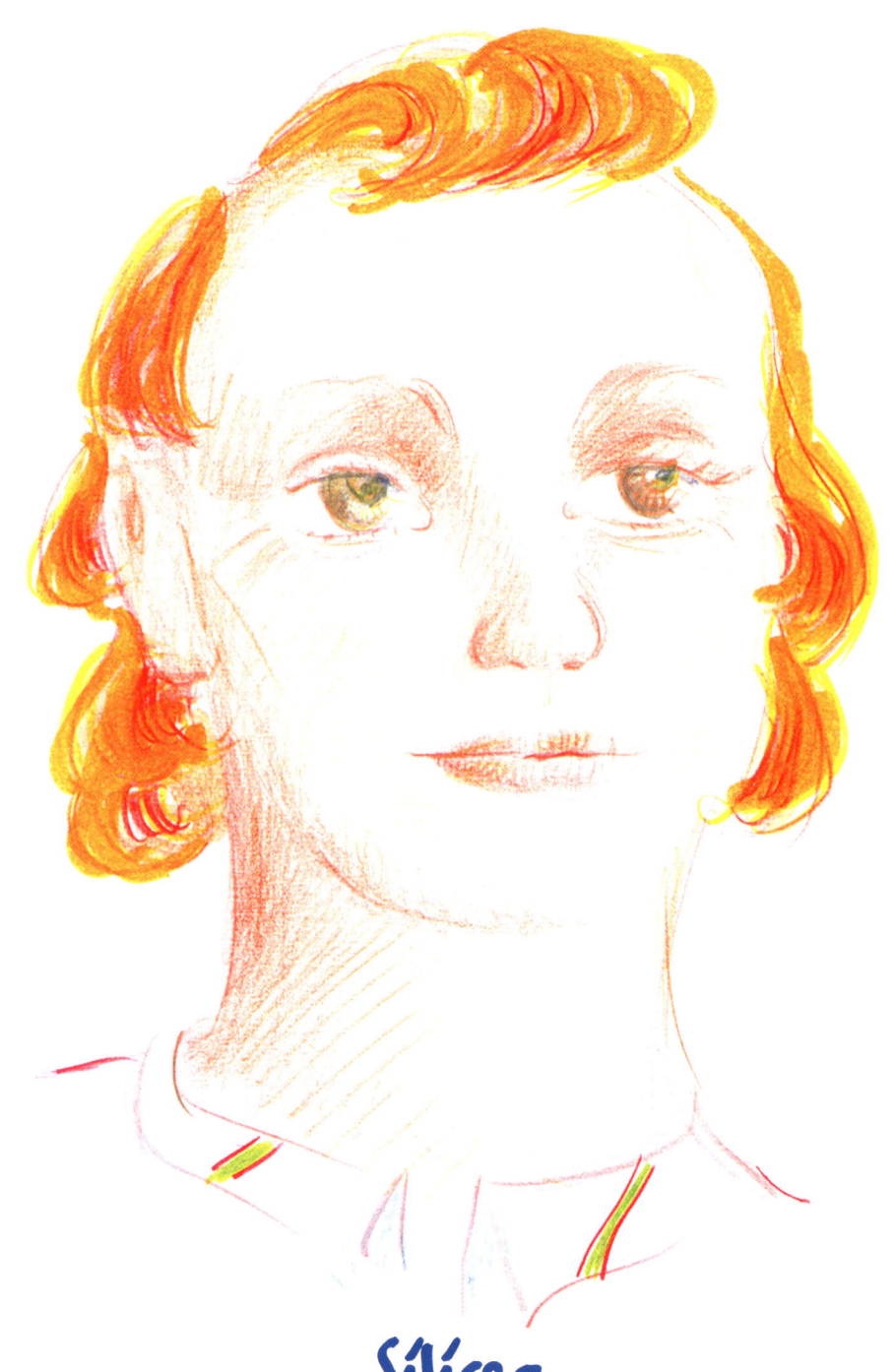

Sílicea

Nr.11 Silicea D 12
(Kieselsäure - Kieselsäureanhydrid - Quarz - Sand)
SiO_2 x H_2O

Bindegewebe, Oberhaut, Schleimhaut, Haare, Nägel, Knochen und Nerven haben als Bestandteil die Kieselsäure. Einen hohen Siliceaanteil haben Lunge, Lymphdrüsen und Nebennieren. Die Kieselsäure verleiht diesen Geweben Festigkeit und Widerstandsfähigkeit. Fehlt sie, so zeigen sich Erschöpfung, Unterernährung und frühzeitiges Altern. Ebenso aktiviert Silicea die Tätigkeit der Phagozyten („Freßzellen") und ist somit für die Infektabwehr unerläßlich.

Antlitz: Glasur-Glanz; durchscheinende, glasige Haut, die einen Hochglanz zeigen kann oder wie Seidenpapier wirkt. Zahlreiche kleine verästelte Hautfalten im Breich der äußeren Augenwinkeln „Krähenfüße". Chronisch: Eingefallene Höhlung im Bereich des Oberlids über dem Augapfel. Röte im Gesicht, vornehmlich am Nasensattel, wenn vorhanden. Röte erscheint wie unter Glas. Glänzendglasig gerötete Wangen. Wichtiges Zeichen: Glasiger Glanz tritt zuerst an der Nasenspitze auf und zieht sich zu den Ohren hin. Falten neben den Ohren.

Zunge: Bräunlich - schleimiger Belag; geschwürig, trocken.

DD: „Alles ist frostig". Kälte verschlimmert; ebenso ist gegen Abend, nachts und bei Bewegung alles schlimmer. Wärme und warmes Einhüllen bessern die Beschwerden.

Anwendung

Pastillen: Akute und chronische Entzündungen mit Eiterungen aller Art; verleiht erschlafften Gefäßwänden neue Elastizität (Krampfadern, Hämorrhoiden). Fisteln, Furunkeln, Drüsenentzündungen und -verhärtungen (siehe auch Nr. 1 - ggf. im Wechsel einnehmen), Arterienverkalkung, Knochenfisteln, Karies, Rachitis, Gerstenkorn, Tränenkanalverklebung, Zahngeschwüre, Hautjucken, Haarausfall bis hin zur Kahlköpfigkeit, übelriechende Schweiße. Reduziert Harnsäure im Blut und läßt Blutergüsse schnell verschwinden.

Salbe: „Das biochemische Kosmetikum" zur Straffung von Falten, oft dünner trockener Haut, nicht nur im Gesicht. Eiternde Entzündungen, Geschwüre, Furunkel, Karbunkel, Nagelgeschwüre, Nagelfalzeiterungen und -entzündungen, Fisteln, sowie Aftereinrisse, Hämorrhoiden, Krampfadern. Beachte: Nr. 1 für elastische Fasern, Nr. 6 für Kollagenfasern, Nr. 11 für Bindegewebezellen. Salbenverbände z. B. über Nacht bei Bandscheibenschwäche, Nackenkopfschmerzen mit Knirschen bei jeder Kopfdrehung, Hüftgelenksschmerzen.

Cave: Mit Silicea können Heilreaktionen eingeleitet werden, die dazu dienen, Fremdkörper (z. B. Dornen oder Splitter) aus dem Gewebe zu eliminieren. Der Organismus sieht jedoch alles, was nicht körpereigen ist, als „Fremdkörper" an. Dazu gehören z. B. Zahnimplantate, künstliche Hüftgelenke, Herzschrittmacher usw. Ganz besonders werden heute zur schnellen Blutstillung bei Operationen Metallclips verwendet. Auch diese versucht der Körper durch die mit Silicea provozierte Abstoßungsreaktion loszuwerden. Deshalb sollte stets vor der Anwendung von Silicea geprüft werden, ob damit keine ungewollten Heilreaktionen ausgelöst werden können. Nicht nach Tuberkuloseerkrankung anwenden!

Nr.12 Calcium sulfuricum D 6
(Schwefelsaurer Kalk - Kalziumsulfat - Gips)
$CaSO_4 \times 2\ H_2O$

Kalk kommt u. a. in Leber und Galle vor, regt den Stoffwechsel an und steigert die Blutgerinnung. In der Biochemie ist es das Mittel für alte Eiterungsprozesse. Reinigt den Körper und entgiftet das Bindegewebe.

Antlitz: Dieses Mittel wurde 1873 von SCHÜSSLER als Entgiftungsmittel für das Bindegewebe eingeführt und später - wie bereits erwähnt - wieder von ihm gestrichen. Von HICKETHIER liegen für dieses Lebenssalz keine Beobachtungen vor. Oft lassen sich Alters- und Leberflecken auf einem wächsern - gelblich - bräunlichen, schmutzig erscheinenden Gesicht finden.

Zunge: Auf der Zungenbasis zeigt sich ein gelber, lehmfarbiger Belag. An den Zungenrändern finden sich nicht selten schmerzhafte Geschwüre.

DD: Wärmeunverträglichkeit; Schwäche und Mattigkeit machen sich breit. Rheumatiker, welchen Eisanwendungen gut tun, gehören hierher.

Anwendung

Pastillen: Abszesse, Furunkel, Karbunkel; chronisch eitrige Entzündungen der Nasenneben- und Kieferhöhlen bei übelriechendem, blutig eitrigem Ausfluß, eitrige Mandelentzündungen, eitriger Bronchialkatarrh, Blasen- und Nierenentzündungen, Afterfisteln, chronischer Rheumatismus. Schlaflosigkeit, Gedächtnisschwäche und Schwindel.

Salbe: Bei Abszessen, Gewebeseiterungen, Furunkeln, Karbunkeln und Afterfisteln anwendbar. Es fördert die Sekretion bei festsitzendem Schleim im Bronchialbereich. Cave: Bei Eiterungen nur anwenden, wenn eine natürliche Abflußmöglichkeit gegeben ist. Sonst Nr. 11 verwenden!

Repertorium

Hier finden Sie eine Auflistung der Krankheitssymptome in alphabetischer Aufzählung. Die hinter dem jeweiligen Symptom angeführten Zahl respektive Zahlen stehen stellvertretend für die biochemischen Mineralsalze, welche dieses Symptom in ihrem Mittelbild haben. Die Zahlenfolge gibt einen Hinweis auf die Wichtigkeit der Mittel. Bitte vergleichen Sie genau die vom Erkrankten geschilderten Symptome mit dem Mittelbild.

Kleiner Hinweis zur Dosierung (siehe Seite 9):
Akut: stündlich bis fünf-minütig 1 Pastille
Chronisch: 2 – 3 mal täglich 1– 2 Pastillen
„Heiße Sieben": 10 Pastillen Nr. 7 in einem 1/4 l heißen Tee lösen und schluckweise trinken, ggf. wiederholen

Ablagerungen an der Gefäßwand:
   s. Adernverkalkung
Ablagerungen durch zuviel Eiweißkost: 9, 2
--- durch Säureüberschuß: 9, 11, 2, 8
Abmagerung: 2, 8, 11
Abmagerung mit Durchfall: 5
Abneigung gegen Coitus: 8
Abschuppung der Haut: 2
--- nach Masern: 6, Salbe 4
--- nach Scharlach: 6
Absonderungen:
--- ätzende: 5, 8, 1 auch als Salbe
--- brennende: 9, 8
--- dicke, weißliche, zähe: 4
--- dünne, scharfe: 8
--- eitrige, dicke, gelbe: 6, 9, 11, 12
--- eitrige, wäßrige, gelbe: 10, 11, auch als Salbe
--- faulige: 5
--- flüssige, wässrige: 8
--- flockige: 4, 9, 2
--- gelatineartige: 8
--- gelbe, eitrige: 11, 9
--- gelbe, schleimige, schmierige: 6, auch als Salbe
--- gelbgrünliche, dicke: 12
--- glasige: 8
--- goldgelbe, honiggelbe, wie Rahm: 9
--- grünliche: 10, auch als Salbe
--- helle, wässrige: 8
--- käsig riechende: 6
--- ockerfarbige: 6, auch als Salbe
--- scharfe, reichliche, stinkende: 11
--- schleimige: 12
--- stinkende: 5, 8
--- übelriechende: 5
--- weiße: 4, 2, 8, 9 auch als Salbe
--- weiße, zieht Fäden: 4
--- Eiweiß und Lymphe enthaltende: 11, 2, auch als Salbe
Abstillen: 10
Abszeß:
--- brennender: 12, auch als Salbe
--- eitriger, blutiger, stinkender: 5
--- eitriger, grünlicher: 10, auch als Salbe
--- eitriger, wässriger: 10
--- Nachbehandlung: 11, 12
--- schmerzhafter: 3
--- verhärteter: 1,11, auch als Salbe
--- zur Vorbeugung: 9, auch als Salbe
Achselschweiß: 11
Adernverkalkung: 1, 11, 7
--- zur Vorbeugung: 9
Ägyptische Augenentzündung: s. Augenleiden
Ängstlichkeit: 5
Ärgerfolgen: 5, 7, 10, 9
Aftereinrisse: 1, 11, auch als Salbe
--- durch harten Stuhl: 7, auch als Salbe
Afterfissuren: 1, 8
Afterfistel: 12, 11 und 1, auch als Salbe
Afterjucken: 8, 2, 9, auch als Salbe
--- bei Hämorrhoiden: 1, 3, 11, auch Salbe 4
--- durch Nervosität: 7, 2
--- durch Würmer: 9, 8, 2
--- mit Bläschen: 8

Aftertrockenheit: 8, 1, 11, auch Salbe 8
After wunder, rissiger: 9
Akne: 9, 4, 8, auch als Salbe
--- in der Pubertät: 11, 12, auch als Salbe
--- mit entzündlichem Eiter: 6, auch als Salbe
--- mit Entzündungen: 3, auch als Salbe
--- mit Verhärtungen: 1, auch als Salbe
--- rosacea: 9, auch als Salbe
--- vulgaris: 9, auch als Salbe
Alkoholentwöhnung: 7, 5, 10, 8
Alkoholmißbrauch: 10, 4
Allergien: 10, 3, 4, 2, 8, 5
Alopecia areata: 5
Alpträume: 5, 7
Altern, frühzeitiges: 11, 1, 2
Altersflecken: s. Leberflecken
Amalgambelastung: s. Quecksilbermißbrauch
Ameisenlaufen: 2, 5
Angina: s. Halsentzündung
Angina pectoris: fachkundige Betreuung: 7, 5, 2
Angiom: 1
Angst: 7, 5, 6
--- bei Mutlosigkeit: 5
--- bei Luftmangel: 6
--- vor Enge: 2
--- vor Prüfungen: 5
Anorexie: 7
Anschoppung der Lunge: 3
Anstrengung:
--- geistige, verschlimmert: 8
--- körperliche, verschlimmert: 5
Antibiotikum, anstatt: 5
Antriebsschwäche: 8, 9, 5, 11
Apathie: s. Teilnahmslosigkeit
Aphten (Schwämmchen, Soor): 4, 5, 9
--- mit Bläschen: 8
--- mit hellrotem Rand: 5
--- mit schmerzhafter Entzündung: 3
--- mit weißem Belag: 4
Appetit, verstärkt: 2
Appetitlosigkeit: 8, 2, 5, 7
Arbeitskraft, zu schwach: 5, 3, 8
Arterienverkalkung: s. Adernverkalkung
Arteriosklerose: s. Adernverkalkung
Arthritis: s. Gelenkentzündung
Arthrose: s. Gelenkleiden
Asthma:
--- abhusten kleiner gelber Klümpchen: 1
--- bei naß-kaltem Wetter schlimmer: 10
--- mit blasig-schleimigen Auswurf: 8
--- mit gelb-schleimigen Auswurf: 6

--- mit hell-schleimigen Auswurf: 8
--- mit weißem Sekret: 4
--- nervöses: 5, 7
--- --- mit Blähungen: 7
Atembeschwerden: 3, 7, 6
Aufstoßen:
--- bitteres: 10
--- lautes: 11
--- mit Blähungen: 7, 6
--- mit Brennen in der Speiseröhre: 2
--- mit Luft: 7
--- saures: 9
--- unverdauter Speisen: 3
Augäpfel, gelblich: 10, 7, 6
Augeninnendruck, erhöht: 10
Augenleiden:
--- ägyptische Augenentzündung: 4
--- Augenschmerz, nervös - rheumatischer: 7, 9
--- Brennen: 8, 1, 12
--- Doppeltsehen: 7, 1, 9
--- Bindehautentzündung: 3, 9, 4, 12
--- --- der Neugeborenen: 9
--- --- eitrige: 9, 11, 12
--- --- skrofulöse: 7, 9, 10
--- Flimmern: 5, 7
--- Funkensehen: 7, 9, 10, 11
--- Gerstenkorn: 3, 11, 9, 4, 1
--- Glaskörpertrübung: 4, 8, 1, 9, 11
--- Irisentzündung: s. Regenbogenhautentzündung
--- Jucken: 7
--- Kurzsichtigkeit: 9, 1, 11
--- Lichtscheu: 5, 9, 11
--- Lidentzündung: 11, 9, 3, 4, 6, 12, Waschungen mit 3 und 9
--- Lidkrampf: 7
--- Lidlähmung: 5, 7
--- Lidrötung: 3, 4, 8
--- Lidverhärtung: 1, 11
--- Lidzuckungen: 11, 5, 7
--- Mückensehen (Mouches volantes): 9, 11
--- Netzhautentzündung: 3, 4, 12
--- Neuralgien in der Augengegend: 7, 5
--- Regenbogenhautentzündung: 3, 4, 8, 12
--- Schielen: 1, 11, 7, 9, 5
--- --- bei Ermüdung: 5, 8
--- --- durch Würmer hervorgerufen: 9
--- --- krampfhaftes: 9, 7
--- --- zur Bänderstraffung: 1
--- Schwachsichtigkeit: 8
--- --- nervöse: 11
--- Sehkraft, verminderte: 9, 1, 11

--- Sehschwäche:
--- --- vorübergehende: 8, 5
--- --- nervöse: 5
--- Sehstörung nach Gehirnerschütterung: 7
--- Star: s. Star, grauer / grüner
--- Tränen: 8, 5, 4, 7, 11
--- Tränen im Freien: 8, 7, 11
--- tränen ständig: 8
--- Tränenkanalkatarrh: 3, 4, Waschungen mit 11 und 4
--- Tränenkanalverklebung: 11
--- Trockenheit: 8
--- Unterlid, ödematös geschwollenes: 8
--- wie Sand in den Augen: 8
Augenlider, verklebte: 9
Augenschmerzen: 11
--- bei Bewegung: 3
--- bei Fieber: 3
--- beim Vorbeugen des Kopfes: 10, 9
--- nach Grippe: 10
--- nervlicher Art: 5, 7
--- rheumatische: 9, 8
--- stechende: 7
--- tränende: 8
Augenschwäche: 5, 8
Ausleitung: 6, 10, 8
--- von Fremdkörpern: 11, 10
--- von Umweltgiften: 4, 10, 8
Ausscheidungen:
--- fadenziehende: 4, 2
--- gallige: 10
--- gelblichgrüne: 10
--- honiggelbe, saure: 9
--- klare, wässrige: 8
--- ockerfarbige: 6
--- sauer riechende: 9
--- schleimige: 8
--- stinkende: 5
Ausschlag:
--- nässender: 4, 2, 8, 10, 11
--- --- mit honiggelben oder eitrigen
Absonderungen: 9
--- trockener: 4, 6
Ausschwitzungen: 4
Auswüchse, hart: s. Exostosen
Auswurf:
--- blutiger, stinkender: 11
--- durchsichtiger: 8
--- eitriger, gelber: 9
--- eitriger, grünlicher: 10
--- eiweißartiger: 2
--- fadenziehender: 4

--- fauliger, stinkender: 5
--- heller, glasiger, durchscheinender: 8
--- gelblich-grüner: 10
--- gelbschleimiger, locker, reichlicher: 6
--- glasiger, schaumiger: 8
--- honiggelber: 9
--- mit Würgegefühl: 7
--- mit weißem, zähem Schleim: 8, 4
--- ockerfarbiger: 6
--- rahmartiger, hell- oder dunkelgelber, eitriger oder blutigeitriger: 9
--- übelriechender, gelblichgrüner, eitriger: 11
--- von Gallenflüssigkeit: 10, 4, 2
--- von Kügelchen: 1
--- wässriger: 8
--- weißer bis weißgrauer: 4
--- zäher: 4
--- --- mit Schleim: 4, 7
--- --- festsitzender: 1

Backenschwellung: 4, 9, 11, s. auch Mumps
--- mit Fieber: 3
--- mit Verhärtung: 1
Bändererschlaffung: 1, 11, auch als Salbe
--- schmerzende: 1, 9, 11
Bänderschwäche an Gelenken: 2, auch als Salbe
Balggeschwulst: 11
--- hart: 1
Bandscheibenbeschwerden: 7, 5, 8, 1, 11, 2, auch als Salbe
Bartflechte: 5, 9, 6, 10, 11, auch Salbe Nr. 5
Basedowsche Krankheit: s. Schilddrüsenerkrankungen
Bauchauftreibung, Blähung: 7, 10, Umschläge mit 10
Bauchmuskulatur, schlaff: Gymnastik, 1, 11, 9
Bauchschmerzen: immer ursächlich zu behandeln
--- krampfhafte: 7
--- warme Umschläge bessern: 2, 10
Bauchspeck, herabhängend: 9, 1, 11
Bauchspeicheldrüsenerkrankung:
--- akut: fachkundige Abklärung
--- chronisch: 10, 4, 11, 3, 5
Beläge, dicke, weiße oder weißgraue: 4
Beine:
--- schwache: 5, 3, 8
--- schwere: 6
--- zucken im Schlaf: 11
Beingeschwüre: s. Unterschenkelgeschwüre
Benommenheit: 5, 8

Beschwerden besser:
--- durch Eisanwendung: 12
--- durch Gegendruck: 7
--- durch Kühle: 3
--- durch Ruhe: 3, 11
--- durch Schwitzen: 8
--- durch Wärme: 4, 1, 7, 11
Beschwerden schlimmer:
--- abends: 11, 6
--- bei Vollmond: 11, 7
--- bei Wetterwechsel: 7, 8
--- durch Bewegung: 3, 11
--- durch fette Nahrung: 9
--- durch feuchte Umgebung: 10
--- durch feuchtes Wetter: 1
--- durch feucht-kaltes Wetter: 9, 8
--- durch feucht-nebeliges Wetter: 10
--- durch geistige Anstrengung: 5, 8
--- durch Kälte: 1, 7, 11
--- durch Ruhe: 2
--- durch Überanstrengung: 9
--- durch Wärme: 3, 12
--- in der Sonne: 8, 3
--- in geschlossenen, warmen Räumen: 6
--- morgens: 8, 10, 5
--- nachts: 3, 2, 11
--- nur linke Körperhälfte: 10
--- nur rechte Körperhälfte: 6
--- regelmäßig wiederkehrend: 10
--- vormittags: 8
Besenreiser: 11, 1, 9, 4, auch als Salbe
Bettnässen: 10, 5, 9, 3, 1, 4, 7
--- bei alten Menschen: 2, 1
--- bei Husten: 3
--- Kleinkinder: 2
--- Kinder mit Würmern: 9
--- mit schwachen Nerven: 5, 8
--- nach einer Erkältung: 10, 3
Bewegung:
--- mäßige bessert: 5
--- verschlimmert: 4, 3, 9, 11
Bindegewebe:
--- abgezehrtes: 11, 9
--- entzündetes: 3, 10, 9
--- --- mit Eiter: 11, 9, 12, 5
--- schwaches: 1, 11, auch als Salbe
--- --- mit Risse: 1
--- --- ohne Risse: 11
--- zur Entschlackung: 12, 11, 1
--- zum Zellaufbau: 2, 1, 11
Bindehautentzündung: s. Augenleiden
Blähungen: 1, 10

Blähungskolik: 7, 10, 9
--- der Säuglinge: 7
Bläschen: 11, s. Absonderung 2, 4, 5
--- am After, schmerzhafte: 8
--- an Lippen: 8, 4, auch als Salbe
--- blutige: 3, 4
--- --- stinkende: 5
--- eitrige: 11, 12, 9
--- grüngelbliche, wässrige: 10
--- honiggelbe Kruste: 9
--- kleieartige, mehlige: 4
--- mit eitrigem Inhalt: 11
--- mit hellrotem Rand: 5
--- mit klarer Flüssigkeit gefüllt: 8
--- trocken: 4
--- --- weißgelbliche: 2
--- um den Mund: 8
Bläschenausschlag: 6
Bläschenflechte: 8, 9
Blasenentzündung: 3, 4, 6, 9, 12
--- mit hohem Fieber: 5, s. Fieber
Blasenhalsreizung: 3, 9, 7
Blasenkatarrh: 3, 9, 4, 8
--- brennender: 8
--- chronischer: 11, 6, 12
Blasenkrampf: 7
--- bei kleinen Kindern mit Hitze: 3
Blasenlähmung: 3, 5, 10
Blasenschrumpfung: 9, 1
Blasenschwäche: 10, 5, 9
Blasenstein: 9, 11, 7, 5
--- mit Kolik: 7
Blattern: 9, 5, 4, 8
„Blaue Flecken": 3, auch als Salbe
Bleichsucht: 2, 8, 5, 3
Blut:
--- gerinnendes, hellrotes: 3
--- gerinnt nicht: 2, 12, 4
--- hellrotes: 5
--- schwärzliches: 5
--- schwarz und zäh: 4
--- wässriges: 8, 10
--- --- zu dickflüssiges: 4, 9
--- --- sehr dunkles: 4
--- --- schwarzrötliches: 5
Blutandrang:
--- zum Gehirn: 7
--- nach dem Kopf: 11, 7
Blutarmut: 2, 8, 3, 11, 5
Blutauffrischung: 3, 2
Blutbildung: 8, 2
Blutdruck:

--- erhöhter: 7
--- --- durch verkalkte Gefäße: 1, 11, 9, 7, 2, 8
--- erniedrigter: 7, 5
Bluterbrechen: *fachkundige Beratung*
--- zur Vorbeugung: 3, 4
Bluterguß: 3, 4, 1
--- Abbau, beschleunigen: 11, auch als Salbe
--- Farbwechsel von blau nach grünlich-gelb: 4, auch als Salbe
Bluterkrankheit: 1, 10
Blutfleckenkrankheit: 1, 5
Blutfülle: 3
--- durch Abflußhinderung: 1, 7, 11, 9
Blutgefäße:
--- erweiterte: 3, 11, 1
--- verengt durch Verkrampfung: 7
Blutreinigung: 9, 10, 11, 8
Blutschwamm: 3, 1
Blutungen: 3, 4, 5
Blutvergiftung: *fachkundige Beratung*
--- chronisch: 5
Blutzersetzung: 7, 5, 8, 6
Blutzirkulation, gestört: 5
Borken: 1
Brandwunden: 8, 3
--- eitrige: 9, 12, 11
--- faulige: 5, 8
--- mit wässrigem und gelblichen Inhalt: 10
Brechdurchfall: 10
--- mit Fieber: s. Fieber
--- mit Kolik: 7
Brennschmerz beim Wasserlassen: 8
Bronchialkatarrh: 3, 4, 2, 6
--- eitriger: 12
--- mit Fieber: s. Fieber
--- mit Schleim: 10, 6, 4
Brüche, Neigung dazu**:** 1
Brust:
--- mit Eiterung: 11, 12, 9
--- mit Engegefühl: 7, 3
--- mit Schleimrasseln: 8
--- mit Schleim versetzt: 12
Brustdrüsenentzündung: 9
--- beim Stillen: 3, 9
--- mit Eiter: 11, 12
--- --- stinkendem: 5
--- mit Hitze: 3
--- mit viel Milchfluß: 10
Brustdrüsenknoten:
--- harte: 1, 11 auch als Salbe
--- --- mit Eiter: 11
Brustfellentzündung: 3, 4, 8, 5

Brustschmerzen: 2, 3, 4
Brustwarzen:
--- Einrisse an: 8
--- eitrige: 11, 12, 9
--- rissige: 1, auch als Salbe
--- Stechen in den: 11
--- trichterförmig eingezogene: *fachkundige Beratung* 11
--- wunde: 3, 11, 9, 8
Bulimie: s. Freßsucht

Cholera, Folgen von: 10
Cholesterinspiegel, erhöht bei nervösen Menschen: 7
Colitis ulcerosa: s. Darmentzündung
Crohn-Krankheit: s. Darmentzündung / Darmfistel
Crusta lactea: 9

Darmentgiftung: 9
Darmentzündung: 3, 4
--- mit Geschwürsneigung: 9, 7, 11, 12
Darmerschlaffung: 1, 3
Darmfistel: 9, 11, 1
Darmkatarrh: s. Durchfall
Darmkolik: 7
Darmlähmung: 5, 8
Darmreinigung: 10 und Heilerde!
Darmträgheit: s. Stuhlverstopfung
Denken:
--- ermüdet: 5, 11
--- erschwertes: 8, 1
--- unfähig, zu: 5, 8
Dekubitus: s. Wundliegen
Depressionen: 5, 2, 7
Diabetes mellitus: s. Zuckerkrankheit
Diätfehler: 10
Drehschwindel: 5, s. auch Schwindel
Drüsenentzündungen: 3, 4, 11, auch als Salbe
Drüsenschwellung: *fachkundige Beratung*
--- mit Anschwellung und Verhärtung: 2, 11
--- steinharte: 1
--- weiche: 4, 7, 11, 9
Drüsenvereiterung: 11, 9, 12
Drüsenverhärtung: 1, 11, 9
Durchblutungsstörungen: 3, 7
Durchfall: 2, 3, 8
--- aashafter, stinkender: 5
--- blutiger: 4
--- --- mit Schleim: 8, 12
--- chronischer wässriger: 8
--- der Gichtiker: 1

--- der Kinder, gelblich-grünlicher: 9
--- eitrig - blutiger, eitrig - stinkender: 11, 12, 5, 9
--- Entleerung unverdauter Speisen: 3
--- goldgelber: 9
--- grüner, säuerlich riechender: 9
--- grüngelblicher: 10
--- im Sommer: 3
--- im Wechsel mit Verstopfung: 10
--- infolge Übersäuerung: 9
--- mit Blähungen: 7
--- mit Fieber: s. Fieber
--- mit Kolik: 7
--- mit Schleimhautstücken: 6
--- mit wässrigem, schleimigem Mund: 8
--- nach fetter Kost: 9
--- von unverdauter Speisen: 3
--- schaumiger: 8
--- wäßriger: 7, 8
--- wäßrig-galliger: 10
--- wäßrig-schleimiger: 8
Durchliegen (Dekubitus): 3, auch als Salbe
Durst, stärker nach dem Essen: 8, 6
Dyspepsie: 5
Dyspepsia acida: 10

Eierstockentzündung: 3, 4, 12
--- mit Abszeßbildung: 11, 12
Einhüllen, Wärme bessert: 11
Einschlafen der Glieder: 11
Eisanwendungen bessern Rheuma: 12, auch als Salbe
Eisenmangel, funktioneller: 3, 5
Eiter:
--- kann nach außen abfließen: 12
--- kann <u>nicht</u> abfließen: 11
--- übelriechender: 5
Eiterpusteln: 11
Eiterungen:
--- aller Art: 11, 12, 9
--- anregend: 11, auch als Salbe
--- bei offener Wunde: 5, 12, <u>keine</u> Salbe
--- chronische: 6, 12
--- grünlichgelbe: 10
--- mit Fistelbildung: 12, 1
--- schmierige Absonderung: 1, 8
--- stinkende: 5
--- übelriechende: 5, 11
Eiweißaufbau: 2
Eiweißharnen: 2, 5, 6
Ekzem: 2, 11, 6
--- chronisches, nässendes: 4
--- nässendes: 8
--- stickendes mit schleimigen Krusten: 5

Elastizitätsmangel von Gefäßen: 11, 1, auch als Salbe
Elektromagnetische Belastung: 7, 4
Empfindlichkeit:
--- am Kopf: 11
--- gegen Feuchtigkeit, Zugluft: 2, 6, 8
--- gegen Lärm, Radau: 11
--- gegen Licht: 5, 11, 8
Energiemangel: 3, 5, 8
Engegefühl in der Brust: 7
Englische Krankheit: *fachkundige Betreuung:* 2, 1, 7, 3, 8, 11
Entgiftung des Körpers: 2, 6, 4, 1, 10, 8
--- bei Übersäuerung: 9, 11
--- des Darmes: 9 und Heilerde!
--- mit Schwäche: 5
Entschlackung: s. Entgiftung
Entwöhnung von Suchtmitteln jeglicher Art: 7
Entzündung: 3, 4, 6, 11
--- chronische: 6, 12
--- --- eitrige: 11, 12
--- mit Hautabschuppung: 6, auch als Salbe
--- mit Schwellung: 4, auch als Salbe
Entzündungsstadium:
--- erstes: 3
--- zweites: 4
--- drittes: 6
Epileptische Anfälle, danach: 9, 2, 11
--- zur Vorbeugung: 7, 2, 4
Erbrechen: 3, 9, 7, 10, 8 , 4
--- der Schwangeren:
--- durchsichtigen Schleimes: 8
--- galliges, mit Schleim: 10
--- nach kalten Getränken oder Eis: 2
--- saures: 9
--- von Galle: 7, 3, 10
--- von Schaum: 8
--- von Schleim: 7, 8
--- von Unverdautem: 3
--- von Wasser: 3
--- während der Zahnung: 1, 3, 7, 2
Erfrierungen: 10
--- mit brandigen Händen / Füßen: 5
Erkältung: s. Entzündungsstadien
--- bei drohender: 3
Erkrankungen, chronische: 6
Ermüdung:
--- geistige: 5
--- infolge einer Übersäuerung: 9
--- Mangel an Sauerstoff: 3, 7, 6
--- rasche: 2
Erregungszustände: 7

--- bei Kindern: 2, 11
Erschöpfungszustände: 5, 8
--- infolge Gewichtsverlustes: 2
--- mit innerer Unruhe: 7
„Erste" Hilfe: 3
Erythem: 11
Exostosen: 1, 11, 2, auch als Salbe
Exsudate:
--- gelbliche, gelbschleimige: 6
--- verhärtete: 1

Fallsucht: s. Epileptische Anfälle
Falten, im Gesicht: 11, 1, auch als Salbe
Fehlernährung, Folge von: 10
Fehlgeburt, drohende: 5, 1, 8
Fersenschmerz: 10
Fersensporn: s. Überbein
Fettgeschwulst: 11, 9, 10
Fettleber: 6
Fettleibigkeit, habituelle: 8, 10, 9, 1
Fettstoffwechselstörung: 9
Fettsucht: s. Fettleibigkeit
Feuermal: 3, 1, 6, 11
Fieber unter 39°C: 3
--- über 39°C: 5 (<u>nicht</u> bei Tuberkulose anwenden! Schüßler gab hierfür 7 und 9 im Wechsel)
--- beim Zahnen der Kinder: 3 im Wechsel mit 11
--- mit kalten Extremitäten: 3, 8, 7
--- mit Schüttelfrost: 3, 8
--- mit weiß-grauem Zungenbelag: 4 im Wechsel mit 3 <u>oder</u> 5, anschl. 8
Fieberblasen: 7, 10, 8, 11
Fieberkrampf: ärztliche Hilfe notwendig!
--- drohender: 3, 5, 9, 2
Fingernägel:
--- Brüchigkeit, gelb werdend: 11
--- Risse, Verdickung der: 11
Fingergeschwüre: 1, 3, 4, Waschungen mit 5 und 11, dazu Salbe 11
Fischschuppenkrankheit: 6, 1, 2, auch als Salben
Fisteln: 11, 4, 9, 10, 12
Flechten: 9, 11, 12, 7, 2
--- in den Gelenkbeugen: 8
--- nässende: 10, auch als Salbe
Fließschnupfen: 8, 9, 6
--- gelbschleimiger: 6
--- mit dicker eitriger Absonderung: 11, 12
--- wäßriger: 8
Fontanellen, Offenbleiben der: 2, 1

Freßsucht: 7
Frieren: 3, 4
Frösteln: s. Frieren
Frostbeulen: 10, 5, 3, 4, Salbe 3
--- aufgebrochene: 10
Frostigkeit ohne Fieber, trotz Bettwärme: 10, 11
Frostschauer und Frösteln bei Fieber: 3, 8
Frühjahrsmüdigkeit: 6, 9, 10, 3, 11
Funkensehen: 2, 7, 9
Furunkel: 1, 12, 11, 9, Salbe 11
Furunkulose: 9
Füße:
--- eiskalte, tagsüber: 9, Salbenmassage mit Salbe 3
--- feucht-kalte: 8
--- geschwollene: 8, 10, auch als Salbe
--- kalte: 3, 8
--- --- mit Fieber: 3
--- mit Blasen: 8
--- wundgescheuerte: 3, 8
Fußpilz zwischen den Zehen: 8 und 10 auch als Salbe
Fuß- und Nagelpilz: 1 und auch als Salbe
--- mit Juckreiz ohne Nagelbeteiligung: 8 und 10, auch als Salbe
Fußschweiß: 11, 9, 5
--- stickender: 11
--- unterdrückter: 11
Fußsohlenbrennen: 12
Fußsohlenjucken, starkes: 6, 11

Gähnen:
--- durch Müdigkeit: 3, 5
--- durch Sauerstoffmangel: 3, 6
--- hysterisches: 5
Gärungsstühle: 9
Galleerbrechen: 10
Gallenabsonderung vermehrt oder vermindert: 10
Gallenblasenentzündung: 3, 9, 7, 10
--- mit Fieber: s. Fieber
Gallenfieber: 10
Gallenfluß:
--- vermehrter: 10
--- verminderter: 10
Gallenkolik: 7
Gallensteine: 9, 10, 11, 7, 2
--- vorbeugend: 9, 11
Gallensteinkolik: 7, 10
Gallensteinkrankheit: 6
Ganglion tendinosum: s. Überbein

Gastritis: s. Magenschleimhautentzündung
Gaumen mit Trockenheit: 3
Gaumenentzündung: 3, 4
Gaumenschmerzen: 4, 3, 7
Gaumenschwellung: 10, 4, 12
Gebärmutter, zur Rückbildung nach der Geburt: 3, 1
Gebärmutterentzündung: 3
--- eitrige: 11, 9, 12
--- mit einer Schwellung: 4
--- mit starker Blutfülle: 7, 3
Gebärmuttersenkung: 11, 1
Gebärmutterverhärtung: 1, 11
Gebärmuttervorfall: 1
Geburtserleichterung: 7, 1, 2
Geburtsrückbildung: 3, 1
Geburtsvorbereitung: 7, 1
Gedächtnislücken: 5, 10, 11, 8
Gedächtnisschwäche: 5, 2, 9, 12
--- bei Müdigkeit: 5, 8
Gedächtnisverlust: 5, 8
Gedanken kreisen im Kopf: 7, 6, 2
Gefäßerweiterung: 1, 11
Gegendruck bessert: 7
Gehirnermüdung: 5, 11
Gehirnerschütterung, Folgen davon: 5, 3, 1, 8
Gehirnhautentzündung: *fachkundige Betreuung*
--- Folgen davon: 3, 5, 8, 1, 11
--- mit Fieber: s. Fieber
--- mit steifem Nacken: 7, 2
Gehirnschlag: *fachkundige Betreuung*
--- Folgen davon: 5, 2, 8
--- mit Blutandrang: 7, 3
--- mit Bluterguß (zum Aufsaugen): 11
--- mit Lähmungserscheinungen: 5, 8, auch als Salbe
--- zur Vorbeugung: 9, 1, 11
Gehörgangsausfluß übelriechend: 5
Gehörgangserweiterung: 1,11
Gehörgangsfurunkel: 11, 12, 4, 9
Gehörgangsgeschwulst: 4, 11, 9
Geistige Gedrücktheit: 1, 5
Gelbsucht: 10, 4, 8, 6, 5, 9
--- bei Neugeborenen: 10
--- chronische: 6, 10
--- durch Übersäuerung: 9
--- mit Hautjucken: 7, 6
Gelenkanschwellung: 1, 4
Gelenkauftreibung: 2, auch als Salbe
Gelenke, Knacken der: 9, 10, 8
Gelenkentzündung: 3, 9, 8, 2, auch als Salben

--- abends schlimmer: 6, auch als Salbe
--- eitrige: 9, 11, 12
--- mit Hitzegefühl: 3
--- mit Kribbelgefühl, nachts: 2
--- mit Lähmung: 5
Gelenkerguß: 2
--- teigiger: 8
Gelenkerkrankung:
--- Gelenkschmiere fehlt: 8
--- knorpelige Veränderungen: 4, 8
--- knotige: 1, auch als Salbe
--- mit schwachen Bänder: s. Schlottergelenke
Gelenkkapselreizung: 2
Gelenkleiden: 9, 11, 2, 1, 8
--- durch Versteifung: 11, 2, 8
Gelenkrheumatismus: 3, 7, 9, 4, 8, 11, 12
Gelenkschmerzen: 9
--- rheumatische: 6
Gelenkschwellung: 9, 10, 4, 2
--- entzündliche: 3, 4, auch als Salbe
--- mit Erguß: 8, 10, 11
Gemütsdepression: 5
Gereiztheit: 9, 2, 11, 7, 5
Gerstenkorn: s. Augenleiden
Geruchsverlust bei Schnupfen: 8
Gesalzenem, Verlangen nach: 8
Geschmack:
--- bitterer: 10, 9
--- ekelerregender: 2
--- fader: 6
--- fauliger: 5
--- nach faulen Eiern: 3
--- pappiger: 2
--- salziger: 8
--- saurer: 9
--- schwefeliger: 10
--- seifiger: 10
--- süßlicher: 2
--- wie Pfeffer brennender: 10
Geschmacksverlust: 8
Geschwüre: *fachkundige Abklärung*: 1, 11, 5
--- harte: 1
Geschwulst: *fachkundige Abklärung*: 1, 11, 9, 3, 5, auch als Salbe
Gesicht:
--- fettiges: 9
--- gedunsenes: 8
--- glänzendes: 9
--- grünlichgelbes: 10
--- mit schmerzhaften Talgdrüsen: 9, 10, 4
Gesichtslähmung: 5, 7
Gesichtsmuskeln, Zucken der: 9, 7

Gesichtsneuralgie: 7, 6, 5, 8
Gesichtsrose: 6, 7, 10, 9
--- mit Abschuppungen: 6
--- mit Fieber: s. Fieber
--- mit harten Schwellungen: 9
--- mit weichen Schwellungen: 10
Gesichtsschmerzen: 10
Gesichtsschweiß während des Essens: 8
Gewebeschäden nach Erkrankungen: 2
Gewebseiterungen:
--- Eiter kann abfließen: 12
--- Eiter kann nicht abfließen: 11
Gewebszerfall: 5
Gicht: 3, 2, 4, 6, 9, 10, 11
--- abends schlimmer: 6
--- durch Harnsäure: 9
--- mit Hand- und Fußschweiß: 11
--- mit Gelenkknacken: 8
--- mit knotigen Veränderungen an den
   Sehnen: 11, 1, auch als Salbe
--- mit morgendlichem Schweißausbruch: 8
--- mit Schwindelattacken beim Bücken: 11
--- mit starker Schweißbildung: 8
--- mit wässriger Anschoppung: 8, 4, 10
--- mit wandernden Beschwerden: 6
--- in den Beinen: 10
--- infolge Unterdrückung von Fußschweiß: 11
Glaskörpertrübung: s. Augenleiden
Gleichgültigkeit: 10, 5, 8
Gliederschmerzen: 2, 5, s. Rheumatismus
--- am Anfang einer Bewegung: 5, 8
--- bei Wetterwechsel: 2
--- Besserung bessert: 5, 2
--- mit Nervenschmerzen: 9, 11
--- mit Taubheitsgefühl: 2, auch als Salbe
--- mit teigiger Schwellung: 8, 4, 10
--- rheumatische: 6
Gliederzittern: 11
Gliedmaßen:
--- mit Schweregefühl: 6, 9
--- mit Taubheitsgefühl: 11, 2, auch als Salbe
--- zittern: 5, 7, 11, 2
--- zucken: 11
Globus hystericus: 7
Grippe: 5, 10, Gurgeln mit 3 und 4
--- bei den ersten Anzeichen: 3
--- mit Fieber: s. Fieber
--- vorbeugend: 10
--- zur Regeneration: 2
Grützbeutel: s. Balggeschwulst
Gürtelrose: 8, 5, 7, 4

Haar:
--- brüchiges: 11
--- ergraut früh: 5, 9, 2, 8, 11
--- Förderung des Wuchses: 11
--- knistern beim Kämmen: 11, 9
Haarausfall: 1, 5, 6, 8, 11, 2
--- am Bart: 5, auch als Salbe
--- am Kopf: 5
--- an den Augenbrauen: 5
--- infolge Übersäuerung: 9
--- kreisrunder: 7, 5, 10
--- mit Kahlköpfigkeit: 9, 11
Haarbalgentzündung: 4, 3, 6, 9
Haarboden, schmerzhafter: 3, 11
Hämorrhoidalblutung: 3, 5, 4, 9
Hämorrhoidalknoten: 1, auch als Salbe
--- eiternder: 11
--- entzündeter: 1, 6
Hämorrhoiden: 1, 3, 7, 8, 4, 11, Salbe 1 und 11
--- blutende: 3, 4, 5
--- brennende: 1
--- juckende: 2, auch als Salbe
Hände:
--- kalte: 8
--- mit Schweißbildung: 8, 11
--- --- stinkender: 5
--- mit Taubheitsgefühl: 2
--- rissige: 1, 11, auch als Salbe
Hängebauch: 1
Halsentzündung: 3, 4, 9, 5, 1
--- eitrige: 9, 11, 12
--- mit chronischer Schwellung: 9, 2
--- mit Rauhigkeitsgefühl: 3, 1, 8
--- mit Schmerzen: 3, 4, 2
--- mit geröteten Mandeln: 9, 3
--- mit Mundgeruch: 5
--- mit Schluckbeschwerden: 10
--- mit schmerzhaften Mandeln: 5, 2
--- mit verhärteten Mandeln: 1
--- mit geschwollenem Zäpfchen: 1
--- Neigung zur: 9, 11
Halsschmerzen: 2
Haltungsschäden: 2, 1
Handschweiß: s. Hände
Harnabgang, unfreiwilliger beim Gehen,
   Husten oder Niesen: 8, 5, 10
Harnablagerungen: 2
Harndrang, häufiger oder plötzlicher: 9, 8
--- unaufhörlicher: 7, 8
Harnen, unwillkürliches: 5, 10
Harngrieß: 10, 11, 9, 2, 7
--- zur Vorbeugung: 9

Harnsäure, erhöhte: 11, 9
Harnträufeln, Harntröpfeln: 1, 7
Harnsäureüberschuß: 9
Harnvergiftung: 9, 10, 7, 5, 4
Harnverhaltung: 5, 7, 10
--- kleiner Kinder: 3, 2
--- krampfhafte: 5, 9, 7, 10, 2
Harnwegsinfektion: 3, 4, 8, 9, 12
--- mit Fieber: s. Fieber
Haut:
--- fettige: 9
--- fleckige: 10, 7, 3
--- fleckige Veränderungen: 6
--- gerötete: 7, 3, 10
--- großporige: 9
--- knotige Veränderungen: 4, 1, 10
--- rauhe, rissige: 1, auch als Salbe
--- schlaffe: 11, 1, auch als Salbe
--- trockene: 8
--- trockene, faltige: 11, auch als Salbe
--- trockene, schuppige: 6
--- unreine, eitrige: s. Akne
Hautabschuppung (zur Regeneration): 6
--- mehlartige: 4
Hautaufbrechen, bei Eiter: 6, 10
Hautausschläge:
--- ätzende: 1
--- bläschen- und pustelförmige: 9
--- blutige: 5
--- brennende: 8
--- eitrige: 2, 9, 11
--- ---, grüngelbliche: 10
--- eiweißhaltige: 2, 11
--- faserstoffhaltige: 4
--- fettige: 9
--- gelbgrünliche: 10
--- gelbschleimige: 6
--- honiggelbe: 9
--- jauchige: 5
--- kleieartige: 4
--- knötchenartige: 6
--- mehlige: 4
--- mit bläulichem Hof: 10
--- mit klarer Flüssigkeit: 8
--- mit wässrigem Schleim: 8
--- nässende: 8
--- nesselsuchtartige: 3, auch als Salbe
--- rahmartige: 9
--- schmierige: 5
--- schuppende: 6
--- stinkende: 5
--- trockene: 5, 4, auch als Salbe

--- ---, grüngelbliche: 10
--- ---, klebrige: 6
--- ---, mehlartige: 4
--- ---, schmierige: 5
--- ---, weißlichgelbe: 2
--- verhärtete: 1, auch als Salbe
--- wässrige: 10
--- ---, glasige: 8
--- weiße: 4
--- weißgraue: 4
Hautentzündung: 9
Hautjucken: 7, 11, 1, 2, 6, 9
--- beim Auskleiden: 10
--- in der Wärme: 1
--- nächtliches: 6
--- vornehmlich der Fußsohle: 11, auch als Salbe
Hautkrankheiten: 9, 10, 6, 2, Salben 4 und 8
Hautpilz: 8, 10, auch als Salbe
Hautregeneration: 4, 1, 11, 6, 8, 5, auch als Salbe
Hautrisse: 1, auch als Salbe
Hautschrunden: 1, auch als Salbe
Hauttrockenheit: 8, 6
Heiserkeit: 3, 4, 6, 2, 7
--- bei Erkältungen: 3, 4, 6, 9, 1,
--- bei trockenem Husten: 3, 8
--- chronische: 6, 4
--- in geschlossenen Räumen: 6
--- mit belegter Stimme: 9
--- nach Anstrengung der Stimme: 3, 1
--- nach beranstrengung: 5, 3, 8
Heißhunger: 4, 7, 9
--- mit großem Durstgefühl: 8, 10
--- mit schneller Sättigung: 8
--- nächtlicher: 6
Herpes: s. Bläschen an Lippen
--- circinatus: 10
--- tonsurans: 10
Herzbeschwerden:
--- mit Beklemmungen: 5, 7, 6, 3, 11
--- nervöse: 5
Herzbeutelentzündung: 6, 5, 3, 4, 2
--- zur Regeneration: 2, 4, 1, 11
Herzbräune: 7
Herzerweiterung: 1, 7, 5, 10, 9
Herzflattern: 8, 2
--- mit Unruhe: 2
Herzinfarkt, zur Nachbehandlung: 3, 1, 7, 6, 5 (bei Hochdruck keine Nr. 5 anwenden!)
Herzklappenfehler: 5, 6, 1, 11, 2
Herzklopfen: 3, 5, 4, 8, 2
--- bei geringer Anstrengung: 3, auch als Salbe

--- erschüttert den ganzen Körper: 8
--- hämmerndes: 11
--- mit Angstgefühl: 5, auch als Salbe
--- mit heißem Kopf: 3
--- mit stechendem Schmerz: 8
--- nachts: 6
--- nervöses: 7, 5, 2
--- schlimmer beim Liegen auf der linken Seite: 8
Herzmuskelentzündung: 3, 7, 9
--- chronische: 7, 9, 4, 11
Herzschlag:
--- beschleunigter: 2
--- unregelmäßiger: 8, 7, 2
Herzschwäche: 5, 7
--- mit aussetzendem Herzschlag: 5, 8
--- mit Kollapsneigung: 8
--- zur Stärkung: 2
Herzstärkung, zur: 7, 5
Herzstechen: 5
Herzverfettung: 9, 11, 5, 1, 10, 8
Herzwassersucht bei Scharlach: 5
Heufieber, Heuschnupfen: 3, 8, 7, 11, 6
--- durch Übersäuerung: 9, 11
--- mit gedunsenem Gesicht: 8, 10
--- mit Nießattacken: 7
--- zur Vorbeugung: 3, 8, 2
Hexenschuß: 7, 3, 5, 4, 2, 1, 9, Salbe 7
--- durch Übersäuerung: 9
--- mit Bewegungsschmerz: 3
--- mit Schwellung: 4
--- mit wandernden Schmerzen: 7
--- mit Verstopfung: 10, 8
Hinterkopfschmerz: 10
Hitzewallungen der Wechseljahre: 3
Hitzschlag:
--- mit Zusammenbruch: 3, 5, 8, 11
--- zur Vorbeugung: 3, 8, 5
Hodenentzündung: 3, 4, 2
--- mit Fieber: s. Fieber
Hodenschwellung: 4, 1
Hodenverhärtung im Alter: 1, 11
Hörstörung bei Halsentzündung: 4
Hornhaut: 1, 11, auch als Salben
Hornhautbildung:
--- übermäßige: 1, 11, auch als Salben
--- an den Fußsohlen: 9
Hornhautbläschen: 8
Hornhautentzündung: 2, 4, 9
Hornhautflecken: 2, 8, auch als Salbe
Hornhautgeschwüre: 11
Hüftgelenksentzündung: 9

--- skrofulöse: 11
Hüftschmerzen:
--- chronische: 11
--- entzündliche: 3
--- gichtische: 11
--- nervöse: 5, 7
Hühneraugen: 1, 10, 4, 8, 11
Hungergefühl:
--- beim Fasten: 3, 4
--- gleich nach dem Essen: 5
--- mit Durst: 8
--- ständiges: 7, 8
Hüsteln, nervöses: 2
Husten: 2, 3, 7, 8, 4, 10
--- abends schlimmer: 6
--- bellender: 2
--- chronischer, trockener: 6
--- von Kitzel im Hals: 11
--- krampfender: 5, 7, 2
--- kurzer, rauher, krampfender: 4, 7
--- lockerer: 10
--- zur Lösung eitrigen Auswurfs: 6
--- stärker vom Sprechen oder durch kaltes Trinken: 11
--- trockener oder mit hellem Auswurf: 8
--- trockener ohne Auswurf: 3, 8
--- mit weißem oder grauweißem Auswurf: 4
--- wundmachender: 11
Hypochondrie: 5, 8
Hysterie: 5, 8, 3, 7
--- infolge Übersäuerung: 9, 11

Immunsystem, zur Stärkung: 7, 6, 3, 2, 9
--- „inneres" Antibiotikum: 5
Impfbelastung/-schäden: 4, 11, 5
Infektanfälligkeiten aller Art: 2, 11, 3
Influenza: s. Grippe
Inkontinenz: 5, 2, 1, 10
Insektenstiche: 8, 3, 5, 4
--- bei Schwellung: 4, 8
Ischias: 7, 5, 2, 11, Salbe 7
--- mit Ausstrahlung in die Hüfte: 5, 9, 11
--- mit reißendem, ausstrahlenden Schmerzen: 8, auch als Salbe
--- mit schießendem Schmerz: 7, auch als Salbe

Juckreiz: 7
--- bei Fußpilz: 8 und 10, auch als Salbe
--- bei Übersäuerung: 9, 11
--- der Haut durch Nervosität: 5
--- durch Hautabschuppung: 6
--- mit Leber-Gallen-Leiden: 10

Kälte, verschlimmert: 1, 7, 11
Kältegefühl:
--- am Kopf: 2
--- der Glieder: 8, 2
--- entlang der Wirbelsäule: 8
--- im Kopf: 1
Kahlköpfigkeit: 11
Karbunkel: 1, 5, 11, 12
Karies: 1, 11, 8, 2
--- chronisches: 6, 12
Katarrh: 3, 4, 6
Kehlkopfentzündung: 3, 9, 6, 11
Kephalhämatom: 1
Keuchhusten: 2, 4, 7, 6, 5, 8
--- mit Fieber: s. Fieber
--- mit Speiseerbrechen: 3
Kieferhöhlenvereiterung: 6
--- akute: 9, 11, 12
--- chronische: 6, 9, 10, 11, 4
--- mit blutigem, eitrigem Ausfluß: 12
Kiefersperre: 7, 1, 2
Kinder:
--- haben Angst beim Gehenlernen: 5, 9, 2, 11
--- haben dünne Arme und Beine: 11
--- lernen spät Gehen: 7, 1, 2
--- reizbare: 9, 11, 2
--- sehen alt und grau aus: 11
--- weinerliche: 5, 8
Kinderlähmung, Folge von: 5, auch als Salbe
Kinnbackenkrampf: 2, 4, 7
Kitzelgefühl: 8, 3
Kitzelhusten: 6
--- nervöser: 7
--- mit Wegspritzen des Urins: 3
Klavierspielerkrampf: 7
Klingen und Brausen in den Ohren: 1, 11
Kloßgefühl im Hals: 7
Knickfuß: 11, 1, 8
Knieentzündung, rheumatische: 3, 2, 4
Kniegelenkgeschwulst: 8
Kniegicht: 9
Knochenaufbau, gestörter: 1, 7, 2
Knochenauswüchse: 1, 11
Knochenbildung, mangelnde: 2, 5
Knochenbrüche: 2, 3, 4, 10, 1, 7
--- Beschwerden an alter Bruchstelle: 7, 9, 11, 8
--- mit Schwellung: 4
--- nach Operation: 3 und 2 im Wechsel
Knocheneiterung: 2, 11, 5, 9, 8, 1, 11
Knochenerweichung: s. Englische Krankheit
Knochenfistelungen: 11
Knochenhautentzündung: 2, 1, 11, 4, 5, 3

--- mit Hitzegefühl und Brennschmerz: 3, 1, 8, 4
--- mit Neigung zur Eiterung: 11, 9
--- mit Schwellung: 1, 3, 5, 2
--- mit Verhärtung: 1, 11
Knochenheilung beschleunigend: 2, 1, 8
Knochenmarkentzündung: 5, 3, 9, 11, 9
Knochenquetschungen: 1
Knochenschmerzen, bei Wetterwechsel: 2, auch als Salbe
Knochenverbiegungen alter Menschen: 1
Knorpelaufbau, mangelnder: 5, 8
Knorpelentzündung: 3, 8, 1
Knorpelgeschwulst: 1, 11, 5, 8
Knorpelschaden: 8
Knoten in den Brustdrüsen: *fachkundliche Abklärung:* 1
Kolikschmerzen: 7
--- bei Säuglingen mit Durchfall: 8, 2
--- in der Nabelgegend: 7, 10
--- mit saurem Aufstoßen: 9
--- mit Windaufstauung: 10
Kollaps: 7, 5, 2, 8
Konzentrationsmangel: 5, 3, 6, 8
Kopf:
--- mit Engegefühl: 2
--- mit Kältegefühl: 11, 8
Kopfgrind: 9, 2, 6
Kopfhaut:
--- druckempfindlich: 11
--- mit Knötchenbildung: 11
--- schmerzhaft: 3, 11
Kopfkongestion: 3
Kopfschinn: 6
Kopfschmerzen: immer ursächlich zu behandeln
--- abends verschlimmert: 6
--- als ob man einen Hut auf hätte: 2
--- am Nacken beginnend: 4, 11, 7
--- an der Schädeldecke: 10
--- bei Berührung der Haare: 11
--- bei Kindern: 5, 3
--- besser durch Wärme: 7, 11
--- blutarmer Schulkinder: 2
--- chronischer Kongestionen (Schwindel durch Blutfülle): 8
--- dumpfe, nervöse: 10
--- dumpfe: 6
--- halbseitige: 7, 8
--- im Hinterkopf:
--- --- beginnende: 11
--- --- hämmernde: 8
--- in der Stirn: 9

--- mit Druck in den Augenhöhlen: 10
--- mit Fieber: s. Fieber
--- mit Galleerbrechen: 7, 10, 4, 3, 8
--- mit Kribbel- und Taubheitsgefühl: 7, 2
--- mit scharfem Tränenfluß: 8
--- mit Schwächegefühl: 5
--- mit Schwindelgefühl: 5
--- mit Speichelfluß: 8
--- Migräne: s. halbseitiger Kopfschmerz
--- nach geistiger Überanstrengung: 5, 8
--- nervöse: 5
--- rasende: 8
--- rheumatische: 6
--- ringförmige: 11
--- schießende, pochende: 7
--- schlimmer vom Hutdruck: 2
--- ständig den Ort wechselnder Schmerz: 7
--- stechende, drückende, klopfende: 3, 11, 7
--- vom Nacken über den Kopf sich ausbreitend, setzen sich über den Augen und in der Stirn fest: 11
--- vom Nacken zum Hinterkopf: 8
--- von der Stirn zum Hinterkopf ziehende: 2
Kopfschuppen: 8
--- fettige: 9
--- klebrige: 6
Kopfschweiß, starker: 2
Kost, fette und gewürzte, verschlimmert: 4
Kräfteverfall bei Infektionskrankheiten: 5
Kräfteverlust: 5, 7, 8
Krähenfüße: 11, auch als Salbe
Krämpfe: 2, 7, in heißem Wasser, Massage, Salbe 7
--- beim Zahnziehen: 7
--- bei zahnenden Kindern: 2
--- blutarmer, rachitischer Personen: 2
--- hysterische: 7, 8
--- kurzdauernde, schmerzhafte: 7
--- langdauernde: 2, 9, 11
--- ohne vorherige Anstrengung: 2
--- der Unterschenkel: 6
Krampfaderbruch: 1
Krampfadern: 1, 11, 4, 7, 9, auch als Salbe
--- brennende: 8
--- krampfend-schmerzhafte: 7
--- mit Entzündung: 3
--- mit Geschwürsbildung: 5, 9, 1, 11
--- schmerzhafte: 3, 6
--- zur Vorbeugung: 9, 11, 4
Krampfaderschmerzen: 3, auch als Salbe
Krampfhusten: 8
--- trockener: 7

Kreislaufbeschwerden: 5, 7, 2, 8
Kreuzschmerzen: 2, 5
Kribbeln der Gliedmaßen: 11, 2
Kropf: s. Schilddrüsenerkrankung
--- harter: 1, auch als Salbe
--- junger Leute: 3
Krupp: *fachkundige Betreuung*
--- mit Fieber: s. Fieber
--- mit schneller Atmung: 7, 8, 2
Kühle bessert: 3
Kyphose: s. Rückgratsverkrümmung

Lähmungen: 5, 7, 2
--- infolge von Krämpfen: 7
--- mit Taubheitsgefühl: 2
--- nach Diphtherie: 5
--- nach Schlaganfall: 5
Lähmungserscheinungen: 7, 5, 8
Lampenfieber: 7, 5
Landkartenzunge: 8
Lebensüberdruß: 10, 5, 11, 8
Leberabszeß: 11, 12
Leberatrophie: 6
Leberbeschwerden: 10, 6, 9 auch als Salbe
Leberentgiftung: 6, 10
Leberentzündung: 6, 10
--- mit Fieber: s. Fieber
--- mit hohem Fieber: 5, 8
Lebererkrankung jeder Art: 6
Leberflecken: 2, auch als Salbe bei jungen; 6, auch als Salbe bei älteren Menschen, 12, 10
Leberregeneration: 6 und Mariendistel
Leberschrumpfung:
--- am Anfang: 6, 10
--- chronische: 6, 10, 4, 8, 5
Leberschwellung: 6, 7, 10, 4
Leberstärkung: 7
Leberstörung: 6, 10, 4
Lebertätigkeit anregend: 6, 7, 10
Leberverhärtung: 6, 1, 7, 9, 11, 10
Leberzirrhose: s. Leberschrumpfung
Leibesfülle, verstärkte: s. Hungergefühl
Leibkolik: 7
Leibschmerzen bei Durchfall: 7
Leistenbruch, Neigung dazu: 1, 11, auch als Salbe
Lendenschmerz: 11
Lernfähigkeit fördern: 1
--- bei Ermüdung des Gehirns: 5, 7, 1
Leukämie: *fachkundige Betreuung:* zur Unterstützung 10, 5, 11, 4, 8
Lidranderkrankung: s. Augenleiden

Lippen, aufgesprungene: 8, auch als Salbe
--- geschwollene: 6, 8
--- mit Bläschen: 4, 8, 5
--- --- schmerzhafte: 8
--- rissige: 1
Lordose: s. Rückgratsverkrümmung
Luft bessert:
--- frische, kühle: 6, 8
--- trockene, warme: 8
Luftröhrenentzündung: 6, 3, 4
Luftröhrenverschluß, drohend, krampfartig: 7
Lumbago: s. Hexenschuß
Lungenbläschenerweiterung: 1
Lungenentzündung:
--- mit Fieber: s. Fieber
--- zur Lösung des Hustensekretes: 4
--- zur Nachbehandlung: 5, 2, 8
Lungenerkrankung: 3, 4, 2, 6, 9
Lungenfisteln: 11
Lungenleiden, drohendes: 2
Lungenödem: 8, 5, 10, 11
Lungenverschleimung: 4, 3
Lungenwassersucht, chronische: 5, 8
Lupus, chronischer: 7
Lymphdrüsenerkrankung: 7, 1, 11, 2
Lymphdrüsenschwellung: 9, 7, 5, 3, 4, 2, auch als Salbe
--- mit Eiter: 11, 12, 9
--- mit harten Knoten: 1, auch als Salbe
--- mit weichen Knoten: 9, auch als Salbe
Lymphknotenverhärtung: 1, 11, auch als Salbe

Magenbeschwerden nach Fettgenuß: 9
Magendrücken: 6
--- nach dem Essen: 3, 8
Magen-Darm-Katarrh: 6
--- mit wässrigem Durchfall: 8
Magendrücken: 6
Magenerschlaffung: 1, 3
Magenerweiterung: 1, 5
Magengeschwür: 9, 8, 12
--- rundes, wiederkehrendes: 5
Magenkatarrh: 4, 3, 8
--- chronischer: 6, 4
Magenkolik: 7
Magenkrampf: 3, 8, 7, 2
Magenneurasthenie: 5, 9
Magensäure: 9
Magensaftmangel: 8
Magensaftüberschuß: 7, 9
Magenschleimhautentzündung: 3, 5, 9
--- akute: 3, 7

--- chronische: 4, 8, 9
--- durch verstärkte Magensäurebildung: 9
--- mit Durstgefühl: 8
--- mit Gasen: 7
--- mit Schwäche: 5, 8
--- mit trockener Zunge: 8
--- mit verstärktem Speichelfluß: 8
--- nach fetter Kost: 9
Magenschmerzen:
--- durch Übersäuerung: 9
--- krampfhafte: 7
--- mit Schleimbrechen: 6
--- mit Speiseerbrechen: 3
--- mit Wasserzusammenlaufen im Munde: 8
--- nach fetter Kost: 9
--- nervöse: 5
Magenschwäche, nervöse: 5
Magensenkung: 11, 1
Magenvöllegefühl: 6
Malaria, chronische: 10
Mandelabszeß: 11, 12, 2
--- mit Fieber: s. Fieber
--- mit Schwellung: 4, 1
Mandelbeschwerden: 2
Mandelentzündung: 3, 2, 4, 9
--- Belag stinkend: 5
--- Belag honiggelb: 9
--- Belag weiß: 4
--- chronische: 6, 12
--- mit dickschleimigen Belag: 8
Mandelgeschwulst: 9
--- chronische: 7
Mandelvergrößerung: 9, 2, 1, 4, 3, 7
Mangel an Lebenswärme: 11
Masern: 3, 4, 5, 6, 2, 7
--- mit Fieber: s. Fieber
--- mit Hautabschuppung: 6
--- zur Nachbehandlung: 2, 8
Mastdarmeinrisse: 11, 1
Mastdarmfistel: 11, 9, 1
Mastdarmvorfall: 7, 1, 11
Mattigkeit: 12
Medikamentenmißbrauch: 10, 6, 4, 8
Melancholie: 5
Menstruation:
--- Blut, dickes, klumpiges: 4
--- dünnes, gerinnt nicht: 5, 10, 8
--- Blutungen:
--- --- dauernde: 1
--- --- verlängerte: 2
--- --- verkürzte: 2
--- --- zu starke: 1

--- Periode zu spät: 3
Menstruationsbeschwerden: 7, 2
Migräne: wie Kopfschmerzen
--- bei bestehender Blutarmut: 7, 8, 2
--- bei Kreislaufstörungen: 5, 7, 3
--- mit starker Nervosität: 5, 7, 3
--- mit Stuhlverstopfung: 7, 10, 3
--- mit Übelkeit, Ohnmachtsgefühl und Gesichtsverdunklung: 11
--- mit Verdauungsbeschwerden: 7, 9, 5, 3
Milch:
--- salzige: 8
--- wäßrig-bläuliche: 8
Milchabsonderung:
--- verminderte: 10, 4, 8, 2
--- vermehrte: 10
Milchallergie: 2
Milcherbrechen der Säuglinge: 11
Milchfluß, verstärkt: 10
Milchmangel der Wöchnerinnen: 8, 2
Milchschorf: 9, 4, 11
--- mit Juckreiz: 6
Milchstauung: 7, 4
Milzbeschwerden: 5, 10, 8, 7
Milzverhärtung: 1, 11
Mitesser: 2, 9, 11, 3, 1, 8 und Salbe 11
--- eitrige: 11, 12
--- entzündete: 3, 4
--- mit Schwellung und Verhärtung: 1
Mittelohrentzündung: s.Ohrenschmerzen
Mittelohreiterung, chronische: 4, 11, 9, 12
Mittelohrentzündung:
--- mit stinkendem, eitrigem Ausfluß: 5
--- mit dünneitrigem Ausfluß: 6
Mittelohrkatarrh: 3, 2, 9
--- chronischer: 4, 11, 12
Mondfühligkeit: 11, 9, 2
Morbus Bechterew: s. Spondylitis ancylosans
Morbus Crohn: s. Darmentzündung / Darmfistel
Morgenmüdigkeit: 5, 9, 11
Morgenübelkeit: 9
Mouches volantes: s. Augenleiden, Mückensehen
Müdigkeit: 8, 5, 3, 9
--- nach dem Essen: 10, 9, 8, 3
Multiple Sklerose, unterstützend: 1, 5, 7, 8
Mumps: 1, 4, 8, 11, 9 und Salbe 11
--- mit Eiterung: 11, 12, 9
--- mit Fieber: s. Fieber
--- mit käsigem Geruch aus dem Ohr: 7, 9, 6
--- mit Mundgeruch: 5

--- mit Schwellungen: 4, 9, 1
--- mit Speichelfluß: 8
--- mit Verhärtungen: 1
Mundbläschen: 4, 8
Mundfäule: 5, 8
Mundgeruch: 5, 8, 2
Mundgeschwür:
--- blaurote Verfärbung: 10
--- eitriges: 11, 12, 9
--- mit Bläschen: 4, 8
--- mit hellrotem Rand: 5
--- weißgraue Verfärbung: 4
Mundschleimhautentzündung: 3, 9, 8
Mundschwämmchen: 4, 5, 9
Mundsperre: 9, 5, 11, 8
Mundtrockenheit: 8
Mundwinkeleinrisse: 8, 1
Mundwinkelentzündung: 3, 6
Mundwinkelzuckungen: 7, 11
Muskelentzündung: 3, 7
Muskelerschlaffung: 3
Muskelerschöpfung: 3, 5
Muskelkater: 6
--- zur Vorbeugung: 3
Muskelkrampf:
--- nach einer Anstrengung: 7
--- ohne vorherige Anstrengung: 2
Muskellähmung: 5
Muskelregeneration: 5, 8, 6
Muskelrheuma: 4, 3, 6, 9, 11, 12
--- bei Blutarmut: 3, 2, 8, 9
--- bei Wetterwechsel: 3, 7, 10, 9
Muskelriß: 3, 5, 8, 1
Muskelschwäche: 5, 3, 1, 8, 6
Muskelschwund: 3, 5, 11, 2, auch als Salbe
Muskelzucken: 7, 11, 8
Muskelüberdehnung: 3, 11, 1
Muskelverhärtungen:
--- akut: 7
--- chronisch: 1, 6
Mutlosigkeit: 5, 8
Muttermal: 3, 1, auch als Salbe
Myom, gutartiges: fachkundige Abklärung: zur Unterstützung 1, 4

Nabelbruch:
--- entzündeter: 3
--- Neigung zu: 1, 11
Nachwehen: 5, 7, 1
Nachtschweiße: 3, 2, 11, 9, 8
Nacken:
--- verkrampfter: 7

--- verspannter: 2
Nackenkopfschmerz: s. Kopfschmerzen
Nackenschmerzen: 7, 2, 3
--- rheumatische: 6, auch als Salbe
Nackensteifheit: 7, 2, 1
Nägelkauen (Kalkmangel!): 2
Nägelkrankheiten: 11, 1, auch als Salbe
Nägel:
--- brüchige:1, 11
--- gespaltene: 1, 11
--- verformte: 1, 11
--- verkrüppelte: 1
Nagelbettentzündung: 11, 12, 3
--- chronische: 11, 3, 4, 1
--- mit Eiter: 11, 12
Nagel eingewachsen: 3, 4, 11, auch Salbenverband mit 11
Nagelfalzeiterung: 1, 11, 8, auch als Salbe
Nagelgeschwür: 11
Nagelkrankheiten: 11
Nagelpilz: 1, auch als Salbe
Nahrung, Fett verschlimmert: 9
Narben:
--- mit Verhärtung: 1
--- mit Wildfleisch: 1, auch als Salbe
--- zur Förderung einer guten Abheilung: 3, 4, 11
Nasenbluten: 3, 8, 2, 6, Salbe 3
--- bei Blutarmut: 2
--- blutarmer Kinder: 10, 3, 2
--- hellrotes, gallertartiges: 3
--- im Alter: 1
--- mit hellrotem, wässrigen Blut: 5, 10
--- mit schwarzem, zähem, dickflüssigen Blut: 4
--- mit schwärzlichem, dünnflüssigen Blut: 5, 8
Nasenflügel, Wundheit der: 8
Nasenjucken:
--- bei Magenübersäuerung: 9
--- mit Wurmbefall: 9
--- mit wunden Nasenlöcher: 8
Nasenkatarrh, chronischer: 8, 4, 3, 5
Nasenknochenschmerz: 8
Nasenlöcher, Wundheit und Geschwürigkeit der: 4, 1, 10, auch als Salbe
Nasennebenhöhlenentzündung: 4, 6
Nasennebenhöhlenvereiterung: 6, 12, 11, 9
Nasenpolypen: 2, 6, 9, 11
--- bei Übersäuerung: 9, 11
--- schleimige: 4
--- zerklüftete: 1
Nasenrachenkatarrh: 4, 9
Nasenschleimhaut, trocken: 4 und 8 im Wechsel
Nasenspitze, rötlich-bläuliche: 10
Nervenentzündung: 5, 3
--- durch Übersäuerung: 9, 5, 11
--- mit Lähmungserscheinungen: 5, 7
Nervenfieber: 5, 2, 8
Nervenschmerzen: 5, 10, 7, 11, auch als Salbe
--- anfallsweise: 7
--- bohrende: 7
--- durch elektromagnetische Belastung: 1, 4
--- durch Verschlackung: 10
--- krampfartige: 7
--- mit Fieber: s. Fieber
--- mit Schweißausbruch: 8, 11
--- mit Schwindelgefühl: 11
--- nächtliche: 7
--- reißende: 7
--- schießende, stechende: 7
--- vom Nacken hochsteigend und über den Kopf ziehend: 7
Nervenschwäche: 5, 2, 11, 8, 7
--- durch Übersäuerung: 9, 11
Nervenstärkung: 5, 7, 2, 8
--- durch Zellregeneration: 9
Nervensystem, vegetatives: 5, 7, 2
Nervöse Leiden infolge Ernährungsstörungen: 2
Nervosität: s. Nervenschwäche
Nesselausschlag: 5
--- chronischer: 8, 10, 4
Nesselfieber: 5, 3, 7, Bäder mit den gleichen Mitteln, Salbe 11
Netzhautentzündung: s. Augenleiden
Neurodermitis: 9, 6, 10, 4, Salben 6, 9 und 10
Niedergeschlagenheit, Depression: 5, 7
Nierenbeckenentzündung: 3, 4
Nierenentzündung: fachkundige Abklärung: 3, 2, 5, 4, 9
--- akute: 3, 9, 10
--- chronische: 9, 6, 11
--- mit Eiter: 11, 12
--- mit hohem Fieber: 5, 9, 10
--- mit Koliken: 7
--- mit Schleim: 4
Nierengrieß: 7, 9, 11, 10
Nierenkatarrh: s. Nierenentzündung
Nierenkolik: 7, 1
Nierenschmerzen: 3, 10, 6, 8, 2, 5
Nierenstärkung: 8, 6, 4
Nierenstein: 9, 7, 10, 11
Nierenverhärtung: 1
Niesen:

--- häufiges: 3
--- anfallsweise, krampfhaftes: 7
Nüchternschmerz: 7

Obstipation: s. Stuhlverstopfung
Ödeme: 10, 8, 4
--- mit Herzleiden: 11, 1
Ohnmächtigkeitsgefühl: 8, 5, 2, 11
--- mit Krämpfen: 7
--- zur Vorbeugung: 5, 8
Ohr:
--- mit Überdruckgefühl: 10
--- wie verstopft: 11
Ohrenentzündung: 3, 5
--- mit Fieber: s. Fieber
Ohrenfluß: 4, 6, 11, 12, 2
--- dicker, gelber, eitriger: 9
Ohrensausen: 5, 4, 2, 7
Ohrenschmerzen: 5, 7, 3, 4, 2
--- blitzartige: 7, 10
--- mit Entzündung (Mittelohr): 5, 3, 10, 4
--- mit Schwellung: 4
--- pulsierende: 3
--- scharfe, schneidende: 6
--- stechende, klopfende: 3
--- zu den Zähnen ziehende: 8
Ohrgeräusche: 3, 11
Ohrenschmalz riecht nach Käse: 6, 9, 7
Ohrmuschel mit rissiger Haut: 1, auch als Salbe
Ohrspeicheldrüsenentzündung: 4, 1, 8
Operationen:
--- Nachbehandlung: 10, 11, 4, 3, 2
--- Vorbereitung: 3, 4
Organsenkungen: 1, 11
Osteoarthrosis deformans: 1
Osteoporose: 7, 1, 2
Ozaena: 2, 1, 7, 9, 10

Panaritium: 3, 11
Paradontose: 1, 2, 7, 11
Parkinsonsche Krankheit: als Begleittherapie: 7, 11, 2
Parotitis: 4, 1, 8
Pemphigus: 5, 6
--- vulgaris: 10
Periodenbeschwerden: s. Menstruation
Phantomschmerzen: 11
Phimose: s. Vorhautverengung
Pickel: s. Akne als auch Mitesser
Platzangst: 5, 4, 2, 11
Po, wunder: 8, 3, 9
Podagra: s. Gicht

Polyarthritis: s. Gelenkentzündung
Polypen: 9, 2, 11
--- bei Übersäuerung: 9, 4, 11
--- in der Nase: s. Nasenpolypen
--- schleimige: 4, 8
Prellungen: 3, 4, auch als Salbe
--- mit Verhärtungen: 1, auch als Salbe
Prüfungsangst: 5 und 7
Prostatavergrößerung: 1, 7, 10, 8
Pseudokrupp: 2, 4, 12
Psoriasis: s. Schuppenflechte
Puls:
--- erhöhter: 7, 2
--- kleiner, schneller: 5, 8, 2
--- langsamer: 5, 11
--- schwacher: 5, 3
Pulsieren des Körpers: 8

Quaddeln: 8, 4, auch als Salbe
--- mit blaurötlicher Verfärbung: 4, 11
--- mit Gefahr der Blutvergiftung: 5
Quecksilbermißbrauch, Folgen von: 4, 6, 1, 10, 8, 7, 11
Quetschungen: 3
--- mit Eiterbildung: 9, 11
--- mit Schwellung: 4
--- mit Verhärtung: 1
--- mit wildem Fleisch: 4

Rachenentzündung: 9
Rachitis: s. Englische Krankheit
Radioaktivitätsbelastung: 2
Räumen, Verschlimmerung der Beschwerden in geschlossenen, warmen: 6
Räusperzwang: 7, 5, 9, 8
Rauchen:
--- bei Belastung: 7, 4, 10, 8
--- zur Entwöhnung: 7
Regenbogenhautentzündung: s. Augenleiden
Reisekrankheit: 7, 8
--- bei Jetlag: 7, 5, 11
Reizbarkeit: 10, 5, 2, 8
--- aus Erschöpfung: 5, 8
--- bei Kindern: 11
--- durch Übersäuerung: 9, 11
--- mit Gallenbeschwerden: 10
--- nervöse: 7
Rekonvaleszenz: 2
Rheuma, chronisches, Eisanwendung bessert: 12
Rheumatismus: 3, 1, 4, 7, 9, Bäder mit den gleichen Zusätzen, Salbe 6

--- akuter: 5, 3
--- chronischer: 11
--- mit Gelenkknacken: 8
--- mit Lähmungsgefühl: 5
--- mit Schmerzen am Abend verschlimmert: 6
--- mit Schwellung: 4
--- mit stechenden Schmerzen: 7
--- mit Taubheitsgefühl: 2
--- mit wandernden Schmerzen: 6
--- mit starkem Schweiß: 8, 11
--- zum Säureabbau: 9, 10, 11
Ringflechte: 10
Rippenfellentzündung: 3, 4, 8, 11, Salbe 8
--- gegen Verwachsungen: 1
--- mit eitrigem Exsudat: 9
Risse: 1, auch als Salbe
Risse zwischen Zehen: 8, auch als Salbe
Röteln: 3, s. auch Masern
Röntgenbestrahlung, nach: 4
Röntgenbestrahlung, vor (zur Stabilisierung): 2
Rotlauf: *fachkundige Betreuung*
--- anfangs: 3, 4
--- bei blauroter Wunde: 10
--- mit Eiter: 11, 12
--- mit hohem Fieber: 5, 6, 8
--- zum Ausheilen: 6, 1
Rückenmarksleiden: 5
Rückenmarksreizung: 7, 1
Rückenschmerzen: 3, 1
--- mit Lähmungserscheinungen: 5, 8
--- mit Fieber: s. Fieber
--- mit Muskelzerrung: 3
--- rheumatische: 6, 11, 9, auch als Salbe
--- Windabgang erleichtert: 7
Rückensteifigkeit: 5
Rückgratsverkrümmung: 5, 2, 1, 8, auch als Salbe
--- beginnende: 11, auch als Salbe
--- durch Übersäuerung: 9, 11
--- mit starken Schmerzen: 7, auch als Salbe
Ruhe bessert: 3
Ruhe verschlechtert: 2
Ruhr: fachkundige Beratung
--- anfangs: 3, 8, 4
--- mit blutigem, eitrigen Stuhl: 12
--- mit Fieber: s. Fieber
--- mit Krämpfen: 7
--- mit großer Schwäche: 5, 8
--- zum Ausheilen: 6, 2

Säbelknochen: 1, auch als Salbe
Säuferwahnsinn: 5, 9

Säuglingserbrechen:
--- von käsiger Masse: 9
--- von unverdauter Milch: 3
Säureüberschuß, allgemeiner: 9, 8, 11
Scharlach: 3, 5, 4, 6
--- anfangs: 3, 4
--- bei Schwäche: 5, 8
--- mit Drüseneiterung: 9, 7, 11
--- mit Drüsenschwellung: 7, 4, 9, 2
--- mit Fieber: s. Fieber
--- zum Ausheilen: 6
Scharlachwassersucht: 6
Scherflechte: 10
Scheide:
--- mit erhöhter Reizbarkeit: 7, 3, 11
--- trockene: 8, 9, 6
--- --- und heiße: 3
Scheidenkrampf: 7, 2
Scheidenschmerz, brennender, wunder: 8
Scheuermannsche Krankheit: zur Unterstützung: 1, 8, 2
Schienbeinschmerzen: 2, 1
Schielen: s. Augenleiden
Schilddrüsenerkrankung: 1, 7, 5, 2, 10
--- bei Blutarmut: 8, 2
--- bei Fehlfunktion: 7
--- mit Blutandrang zum Kopf: 3
--- mit Herzbeschwerden: 7, 6
Schilddrüsenschwellung: 7, 9, 4
Schilddrüsenverhärtung: s. Kropf
Schlafrigkeit:
--- bei geistiger Tätigkeit vormittags: 10
--- nach dem Mittagessen: 5
--- tagsüber: 5, 8
Schläfen, eingefallene: 5
Schläfenkopfschmerz, pochender: 11, 3, 9
Schlaf, Auffahren im, mit Gliederzucken: 11
Schlaflosigkeit: immer ursächlich zu behandeln: 8, 12
--- alter Menschen: 11, 7, 2
--- durch körperliche Schwäche: 2, 8
--- durch Ruhelosigkeit: 11
--- durch Übersäuerung: 9, 11
--- mit Blutandrang zum Kopf: 5, 3
--- mit chronischer Verstopfung: 9, 7, 3
--- mit Fieber: s. Fieber
--- mit Kribbeln: 2
--- mit innerer Unruhe: 7, 8
--- mit Nachtschweiß: 11, 8
--- mit Taubheitsgefühl: 2
--- mit Zerschlagenheitsgefühl am Morgen: 5, 11

--- nach Mitternacht: 5
--- nervöse: 5, 7, abends Nr. 7: 10 Tabletten in heißem Wasser
--- nach Überanstrengung: 2
--- wegen Blutüberfüllung des Gehirns: 3
Schlafkrankheit: 5, 8
Schlafsucht: 5
Schlafwandeln: 11, 8, 9
Schlaganfall:
--- anfangs: 5, 7, 3
--- Folge von: 3, 1, 5, 2, 11
--- mit Krämpfen: 7
--- mit Lähmungserscheinungen: 5, 8
--- vorbeugender: 7, 2, 9
Schlangenbiß: *fachkundige Betreuung:* zur Unterstützung: 5, 8
Schleim:
--- vermehrte Bildung: 8
--- verminderte Bildung: 6
--- versetzter: 12
Schleimbeutelentzündung: 4, 2, 3, 11, 9, auch als Salbe
Schleimhämorrhoiden: 8
Schleimhautkatarrh: 12
--- chronischer, eitriger: 6
--- des Halses: 6
--- des Ohres: 6
Schleimhautveränderung:
--- blaße: 9
--- trockene: 9, 6, 8, 4
Schleimrasseln auf der Brust: 6, 10, 4, 8
Schließmuskelkrampf: 7
Schließmuskellähmung: 7
Schlingbeschwerden: 9
Schlottergelenke: 1, auch als Salbe
Schluckauf: 7, 2
Schluckbeschwerden: 3, 4
Schlucken:
--- erschwertes: 11
--- krampfhaftes: 7
Schlundbrennen: 8
Schmerz:
--- abends stärker: 6
--- akut: 3
--- am Anfang einer Entzündung: 3
--- an der letzten Rippe: 10
--- bei Anstrengung schlimmer: 5
--- bei Beginn der Bewegung: 5
--- bei Drehung des Kopfes: 3
--- bei feuchtem Klima: 8
--- bei großer Schwäche: 5
--- bei leichter Berührung schlimmer: 7

--- bei unterdrücktem Fußschweiß: 11
--- beim Aufstoßen: 7
--- blitzartiger: 7, 11
--- brennender: 8, 1
--- dumpfer, quälender: 9
--- durch Bewegung besser: 5
--- durch Bewegung schlimmer: 3
--- durch Druck besser: 7
--- durch feuchte Räume schlimmer: 8
--- durch Geräusche: 11
--- durch Kälte besser: 3
--- durch kalte Luft schlimmer: 11
--- durch Wärme besser: 7, 11, 9
--- durch warme Räume schlimmer: 6
--- entlang einer Nervenbahn: 7
--- in der Ruhe besser: 3
--- in der Ruhe schlimmer: 7, 2
--- in kühler Luft besser: 6
--- klopfender: 3
--- krampfender Art: 7
--- lähmender Art: 4
--- mit belegter Zunge: 8
--- mit Blutandrang zum Kopf: 3
--- mit Druck im Kopf: 7, 3
--- mit Druck in der Augenhöhle: 10
--- mit Fußschweiß: 11
--- mit Hitze und Rötung: 3
--- mit großer Schwäche: 5
--- mit Lähmungsgefühl: 5
--- mit schweren Beinen: 10
--- mit Speichelfluß: 8
--- mit Taubheitsgefühl: 2
--- mit Überempfindlichkeit: 11
--- mit Weinerlichkeit: 5
--- nachts, in Ruhe schlimmer: 2
--- neuralgischer: 12
--- periodischer: 9
--- pulsierender: 3
--- rasch wechselnder: 7
--- reißender: 9, 8
--- schießender: 7
--- schneidender: 10
--- stechender: 7
--- wandernder: 7
Schnittwunde: 3
Schnupfen: 10, 3, s. auch Fließschnupfen
--- eitriger: 6
--- erste Anzeichen: 3
--- gelbschleimige Absonderung: 6
--- milder Ausfluß: 2
--- mit blutendem Zahnfleisch: 5
--- mit Fieber: 3

--- mit Nieskrampf: 7
--- mit Geschmacks- / Geruchsverlust: 8
--- mit heißer Stirn: 3
--- mit lockerem Zahn: 1
--- mit Schwund der Schleimhäute: 1
--- mit Verlangen nach frischer Luft: 6
--- mit zähen Absonderungen: 8
--- Niesen an frischer Luft: 5
--- stockender: 4
--- verstockter: 6
Schock: 2
Schreckhaftigkeit: 5, 11, 8, 9
--- bei innerer Unruhe: 7
--- bei Kindern: 11
--- mit Nervenschwäche: 5, 8
Schreibkrampf: 5, 2, 7, 8
Schrumpfniere: 11
Schrunden: s. Risse
Schüttelfrost: s. Fieber
--- alle 10 Tage: 10
--- durch Übersäuerung: 9
--- mit Krämpfen: 7
Schüttellähmung: 7, 5, 2, 11
--- durch Übersäuerung: 9
Schulkopfschmerz: s. Kopfschmerzen, blutarmer Schulkinder
Schuppen: 6, 8
Schuppenflechte: 7, 9, 11, oder 2, 1, 7
--- bei Übersäuerung: 9, 11, 10
--- mit rissiger Haut: 1, 6, auch Salbe 6
Schwäche:
--- allgemeine: 2, 11, 5, 8
--- große: 12
Schwachsichtigkeit: s. Augenleiden
Schwangerschaftsbeschwerden: 2
--- mit Erbrechen: 3
--- mit Sodbrennen: 9, 8
--- mit Übelkeit: 9
--- mit Ziehen der Mutterbänder: 1, 7, 2, 11
Schweiße: 2
--- ätzende: 1, 8
--- bei gestörter Drüsenfunktion: 8
--- fettige: 9
--- geruchlose: 2
--- grüngelblich färbende: 10
--- mangelnde: 11
--- nächtliche: 11, 8
--- sauer riechende: 9
--- stinkende: 5
--- übelriechende: 11
--- wäßrige: 8
--- wundmachende (Hände und Achsel): 8

--- zur Förderung der: 11
Schweißfüße: 9
Schwellungen: 3, 4, 7, auch als Salbe
--- derbe, harte: 1
--- jauchig riechende: 5
--- mit Eiter: 11, 9
--- mit Venenentzündung: 3, 6, 1, 11
--- mit wäßrigem Inhalt: 8, 10
--- rheumatische: 9, 8, 11
Schweregefühl:
--- im Kopf: 6
--- in den Beinen: 6, 10
Schwerhörigkeit: 9, 11, 1, 4, 8
--- alter Leute: 1
--- bei Katarrh: 8, 9
--- infolge einer Grippe: 10
--- infolge verhärteter Exsudate: 11, 1
--- mit Ohrgeräuschen: 3
Schwermut, Neigung zur: 5, 7, 6, 11, 8, 10
Schwielen: 1, auch als Salbe
Schwindel: 3, 2, 12, 4
--- bei alten Leuten: 6
--- bei Blutandrang zum Kopf: 3
--- bei Blutarmut: 8, 2
--- bei kaltem Wind: 2
--- bei Schwächezuständen: 5, 7, 8
--- beim Bücken: 10, 11
--- beim Drehen: 5
--- mit Schwäche: 11, 7, 5, 8
--- mit Schweißausbrüchen: 11
--- nach dem Essen: 10
--- nach dem Röntgen: 1
--- nach schweren Krankheiten: 2, 8, 5
--- nervöser: 5
--- vom Nacken nach dem Scheitel: 11
Schwindsucht: 2
Schwitzen, leichtes, reichliches: 8
Seekrankheit: 9, 7, 5, 11
--- mit Erbrechen: 10
--- zur Vorbeugung: 9, 11
Sehnenscheidenentzündung: 4, 3, 1, 9, 11, auch als Salbe
Sehnenschmerz: 9, 11, 1
--- knisternder: 3, auch als Salbe
Sehnenverkürzung: 1, 11, 8
--- mit Verhärtung: 1, auch als Salbe
Sehschwäche, nervöse: s. Augenleiden
Sehstörung: s. Augenleiden
Seitenstechen: s. Milzbeschwerden
Senkfuß: 11, 1, 8, 2
Sklerose: 1
Skoliose: s. Rückgratsverkrümmung

Skrofulose: 9, 10
Sodbrennen: 9, 7
--- mit Aufstoßen von Speisen: 3
--- mit bitterem Geschmack: 10
--- mit Magenkrämpfen: 7
Sommerdurchfälle: 3
--- der Kinder: 2
Sommersprossen: 6, 4
Sonnenbrand: 3, auch als Salbe
--- empfindliche Haut, zur Vorbeugung: 3, 2, 8
Sonnenstich: *fachkundige Betreuung:* 5, 8
--- mit Fieber: s. Fieber
Soor: 5, 4, 9
Speichelfluß: 4, 8, 10
Speiseerbrechen: 3
Speiseröhrenentzündung: 3, 4
Speiseröhrenkrampf: 7, 5
Speiseröhrenverengung: 1, 11
Spreizfuß: 11, 1, 8, 2
Spondylitis ancylosans, unterstützend: 6, 1 und 11 im Wechsel
Spulwürmer: 9
Star:
--- grauer: 1, 11, 4, 8, 9
--- grüner: 4, 7, 5, 8, 9, 11
Starrkrampf: 5, 7
Steifigkeit:
--- der Glieder: 5
--- morgens: 2
Stein- und Grießbildung: 2, 7, 9
Steißbeinverletzung: 2
Stimmbandlähmung: 5, 7
--- durch Überanstrengung: 5, 3, 8
--- durch Übersäuerung: 9, 11
Stimme:
--- heiser und rauh: 2
--- Verlust der: 5
Stimmritzenkrampf: 2, 5, 7
Stinknase: 2, 1, 7, 9, 10
Stirnhöhlenkatarrh: 4, 12, 6
Stirnhöhlenvereiterung: 6
Stirnkopfschmerz: 5
--- mit Sehstörungen: 8
Stockschnupfen: 4
--- skrofulöser: 9
Stoffwechselstörung: fachkundige Betreuung
--- leichte: 10, 6, 12, 3
--- schwere: 7, 11, 1 als Hauptmittel, aber auch 2, 5, 6, 8 und 9 je nach Lage des einzelnen Falles
Stottern: 7, 11, 9
Stühle unfreiwillig bei Abgang von

Blähungen: 10
Stuhlbeschaffenheit:
--- dünn: 2
--- dunkelbraun: 5
--- grün: 10, 2
--- hart, knollig: 10
--- hart, krümelig: 8
--- hell: 4
--- mit Schleim überzogen: 8
--- mit unverdauter Speisen: 2
--- sauer: 9
--- scharf riechend: 9
--- wäßrig, spitzend: 10
Stuhlträgheit: 7, 3, 4, 8
Stuhlverstopfung: 7, 5, 3, 10, 9, 8
--- Anregung der Peristaltik: 7, 2
--- bei Kindern mit Bauchkrämpfen: 7
--- chronische: 1, 7, 6, 10, 8
--- durch Übersäuerung: 9, 3, 10
--- hartnäckige: 8
--- infolge Darmerschlaffung: 1
--- infolge Darmlähmung: 5, 8
--- infolge Windstauung: 9, 11
--- mit Durchfall wechselnd: 3
--- mit Druck und Völlegefühl: 6
--- mit Kreuzschmerzen: 11, 9
--- mit saurem Aufstoßen: 9, 7
--- Stuhl tritt unter großer Anstrengung heraus und schlüpft dann wieder zurück: 11
--- verkrampfte: 7
--- während der Regel verstärkte: 11

Tagesschläfrigkeit: 8
Talgdrüsen, entzündete: 11, 9
Talgpfropfen: s. Mitesser
Taubheit infolge Verhärtung der Gehörknöchelchen: 1
Taubheitsgefühl: 2, 11
Teilnahmslosigkeit: 5, 10, 8
Tennisarm: 3, 9, 5
Thrombose: *fachkundige Betreuung:* 4, 3, 11
Tränenfluß: 8, 11
--- mit Kälteempfinden im Kopf: 8
--- verminderter / vermehrter: 8
Tränenkanalfistel: 11, 12
Tränenkanalverengung: 4, 8
Träume, angstvolle: 5, 10
Trauer: 5
Traurigkeit: 6, 2, 10, 5, 8
Trigeminusneuralgie: s. Gesichtsneuralgie
Trockenheit der Augen: s. Augenleiden
--- im Mund und Hals: 1, 4, 11

--- der Schleimhäute: 8
Tuberkulose: fachkundige Betreuung: 9 und 7 im Wechsel, 10
Turnfieber: 3
Typhus, Folgen von: 10

Übelkeit: 4, 3, 6
--- am Morgen: 5
Überanstrengung:
--- geistige: 5
--- körperliche: 3
Überbein: 1, 11, 2, auch als Salben
Überempfindlichkeit gegen Berührung: 11
--- nervöse: 5
Überernährung, Folge von: 10
Übersäuerung: 9, 10, 8
Unbehagen nach dem Essen: 8
Unfruchtbarkeit bei Frauen: 3, 12
Ungeduld, große: 7, 5
Unlust zu geistiger Tätigkeit: 5, 8
Unruhe:
--- aus Angst: 2
--- aus einer inneren Unruhe her: 7, 4
--- aus Furcht zu Versagen: 5, 8
--- infolge überreizter Nerven: 11, 9
Unterhautzellgewebsentzündung: 9
Unterlid, ödematös geschwollenes: 8
Unterschenkelgeschwüre: 10, 8, 11, Salbe 10
--- aufgebrochene: 9, 7
--- blaurot verfärbte: 10, 7
--- mit Fieber: s. Fieber
--- mit einer Leistenschwellung: 9, 10, 8
--- rötlichbraune: 1
Unterzungendrüsenschwellung: 8
Unvermögen den Harn zu halten: 3, 5
Urin:
--- brauner: 9
--- eitriger: 9, 11, 12
--- mit Eiweiß: 2
--- mit ziegelrotem Niederschlag: 10
--- mit Zucker: 10, 7, 6, 8, 5
--- scharfer: 9
--- verminderter, saurer: 9

Veitstanz: 2, 5, 7
Venenentzündung: 3, 4, auch als Salbe
Venenkrampf: 5
Verbrennungen: *fachkundige Abklärung*
--- 1. Grades: 3, 4, auch als Salbe
--- 2. Grades: 6, 8
--- 3. Grades: 5
--- mit Eiter: 11

--- mit strengem Geruch: 5
--- mit wildem Fleisch: 11, 4
Verbrühungen: 4, 3, 5
Verdauungsbeschwerden: 2
Verdauungsschwäche: 2
--- chronische: 8
--- infolge berschuß von Magensäure: 9
Vergeßlichkeit: 5, 1
Vergiftungen, chronische: *fachkundige Abklärung*
--- durch Alkohol: 10, 4, 8
--- durch Arsen: 5, 8
--- durch Blausäure: 4
--- durch Blei: 10, 7, 8
--- durch Fleisch: 10, 5, 7, 8
--- durch Impfung: 4
--- durch Kaffee/Koffein: 7, 9
--- durch Medikamente: 10, 4, 7, 8
--- durch Narkosemittel: 4, 5
--- durch Quecksilber / Amalgam: 7, 4, 11, 8, 6, 10
--- durch Rauch: 7, 5, 8
--- durch Rauschgifte: 5, 7
--- durch Schlangenbiß: 8
Vergrößerung der Leber: 6
Verhärtungen: 1
--- im Muskelbereich: 7
Verheben: 3
Verkalkung: s. Adernverkalkung
Verlangen:
--- nach Alkohol: 7, 8
--- nach Bewegung: 11
--- nach Bitterem: 10, 6
--- nach Essig: 9, 8
--- nach frischer Luft: 6
--- nach Geräuchertem: 2
--- nach Gesalzenem: 8, 2
--- nach Kaffee / Kakao: 7
--- nach Kalk (Fingernägelkauen!): 2
--- nach Kreide: 2
--- nach Pfeffer: 8
--- nach Rauchwaren: 7
--- nach Salz: 8
--- nach Saurem: 8, 7, 4
--- nach Speck: 2
--- nach stark gewürzten Speisen: 8
--- nach Süßigkeiten: 11, 9
Verletzungen: 3, 4
--- mit Eiterungen: 5
Verrenkungen: 3, 11, auch als Salbe
Verstauchungen: 3, 4, 1, 2
Verstopfung: s. Stuhlverstopfung

Völlegefühl: 6, 8, 3
--- mit Magenbeschwerden nach Fettgenuß: 9
Vorhautverengung: 8, 1, 11

Wachstum, schnelles: 2
Wachstumsschmerzen: 2
Wadenkrampf: 2, 5, 7, 8
--- mit anhaltenden Schmerzen: 3, 2
--- nach Anstrengung: 7, 5, auch als Salbe
--- nachts ohne vorherige Anstrengung: 2
Wärme:
--- bessert: 4, 7, 11
--- verschlimmert: 3, 12
Wanderleber: 1, 11
Wanderniere: 1, 11
Wangenschleimhautschwellung: 12
Warzen: 8
--- harte, hornige: 1
--- an den Händen: 10, 4
Wasserkopf, chronischer: 2
Wassersäckchen unter den Augen: s. Unterlid, ödematös geschwollen
Wasserstauung: s. Ödeme
Wassersucht: fachkundige Betreuung: 10, 8
--- infolge Herzkrankheit: 6
--- unterstützend: 6, 10
Wechselfieber: 8, 10
Wechseljahrbeschwerden: 7, 1
--- mit geschwollenen Beine: 10, 7, 8
--- mit Hitzewallungen: 3
Wehen, vorzeitig: 7
Wehenschwäche: 5
Weinerlichkeit: 5, 8
Weißblütigkeit: 5, 9
Wetter:
--- feuchtes, verschlimmert: 1
--- feucht-kühles, verschlimmert: 9, 8
--- feucht-nebeliges, verschlimmert: 10
Wetterfühligkeit: 7, 2
Wehenschwäche: 5
Wildfleisch: 4, 11
Willensschwäche: 5, 8
Winde:
--- mit Geruch nach faulen Eiern: 5, 10
--- mit versetzen Blähungen: 7
Windpocken: 4, 3, 5, 8, 6
Wirbelsäulenschwäche: 2, 1, auch als Salbe
Wochenbettfieber: 4, 3 und 5
Wolf: s. Wundreiben
Würmer: 9, 8 und 10 (Natr. phos. in D 3, 3 x 2 Tabl.)
Wunden: 3

--- eitrige: 6, 11, 9
--- faulig riechende: 5
--- heilen schlecht: 5, 10, 12, 9
--- mit Gefahr der Blutvergiftung: 5
--- mit Narbenverhärtung: 1, auch als Salbe
--- mit Schwellung: 4
--- mit wildem Fleisch: 4
--- zur Förderung der Hautneubildung: 8, 5
Wundlaufen: 9
Wundliegen: 8, 3
--- der Säuglinge: 8, 3, auch als Salbe
Wundreiben: 7, 5, 8, 9, 11, auch als Salbe
Wundrose: 10
Wundsein kleiner Kinder: 5, 9, 8
Wurmleiden der Kinder: *fachkundige Abklärung:* 9, 8, 2, 11
--- durch Bandwurm: 9, 10
--- durch Madenwürmer: 8, 11, 2
--- durch Spulwürmer: 9 in D3!

Zähne locker ohne Schmerzen: 1
Zähneknirschen: 9
Zäpfchenentzündung: 8
Zaghaftigkeit: 5, 11, 2, 8
Zahnaufbau: 2
--- bei übermäßiger Säurebildung: 9
--- für den Zahnschmelz: 7, 1
--- zum Härten der Zähne: 7, 2
Zahnbildung:
--- mit Fieber: s. Fieber
--- mit starkem Speichelfluß: 8
--- mit starker Unruhe: 5
--- verzögerte: 1, 11
Zahnen der Kinder: 7
Zahnfäule: 1
Zahnfisteln: 11, 9, 8
Zahnfleischerkrankungen:
--- mit Abszeßbildung: 11
--- mit Blutung: 5
--- --- und hellrotem Saum: 5, 3
--- --- und Mundgeruch: 5
--- mit Entzündung: 4, 12, 5
--- mit Geschwulst / Geschwüre: 11, 1, 5, 6
--- mit Schwund: 1, 5
--- schwammige, leicht blutende: 4
Zahngranulom: 11 (lange Zeit geben)
Zahnkaries: 2, 11
Zahnkrämpfe: 7, 2
Zahnschmelzbildung, zur Förderung: 1
Zahnschmerzen: 2, 1, 7
--- als wären die Zähne zu lang: 1
--- bei Berührung: 1

--- besser durch Druck: 7
--- besser durch Wärme: 7
--- besser in frischer Luft: 6
--- einseitige, ohne Eiter: 8
--- --- mit Eiter: 11
--- mit Backenröte: 3
--- mit blutendem Zahnfleisch: 5
--- mit braunem Zahnbelag: 5
--- mit Mundgeruch: 5
--- mit lockeren Schneidezähnen: 5
--- mit Schwellung: 4, 11
--- ---, harter: 1
--- mit Speichelfluß: 8
--- mit Unterbrechungen: 7
--- nach dem Zahnziehen: 7, 3, 8
--- rheumatische: 9, 3, 2
--- schlechter abends: 6
--- schlechter durch Wärme: 3
--- schlechter im warmen Raum: 6
--- während der Schwangerschaft: 8, 1, 2
--- wechseln die Stelle: 7
Zahnstein: 8, 5, 9
Zahnungsbeschwerden: 2, 7
--- mit Fieber: 3, 1, 2, 11
Zehennägelerkrankungen: s. Nägel
Zellaufbau fördernd: 2, 8, 5
Zellgewebsentzündung: 3, 4, 11, 9
--- blaurötliche: 10
--- mit Verhärtung: 1
Zellzerfall: 5, 2
Zerrungen: 3, auch als Salbe
Zerstreutheit: 8
Ziegenpeter: s. Mumps
Zittern:
--- infolge Schwäche: 2
--- infolge Wärmemangel: 8
--- mit innerer Unruhe: 7
--- mit Schüttelfrost: 3, 5
Zöliakie: 4
Zuckerkrankheit: 3, 10, 7, 5
--- altersbedingte: 6, 10
--- mit Abmagerung: 8
--- mit Juckreiz: 7, 6
--- mit Schwäche: 2
--- mit starkem Durstgefühl: 9, 8
Zuckerspiegel: *fachkundige Betreuung*
--- erhöhter: 10, 9
--- erniedrigter: 7, 5, 3
Zuckungen:
--- im Schlaf: 11, 9
--- nervöse: 5, 11, 2
Zunge:

--- borkig: 1
--- mit Bläschen an der Spitze: 8
--- mit Brennen an der Spitze: 8
--- mit Geschwürsneigung: 11
--- mit glänzendem Rot an den Seitenrändern: 3
--- mit Haargefühl: 8
--- --- auf der Zungenspitze: 9
--- mit Trockenheitsgefühl: 8
--- mit Verhärtung: 1, 11
--- mit Wundheitsgefühl: 12, 3, 4
--- rein: 3, 7, 8
--- rissig: 1
--- trocken: 1, 5
Zungenbelag:
--- braun: 1
--- bräunlicher: 5
--- bräunlich-schleimig: 11
--- dicker, weißer oder weißgrauer: 4
--- feuchter mit Randbläschen: 8
--- gelber, lehmfarbiger, an der Zungenbasis: 12
--- gelbschleimiger: 6
--- glasiger: 8
--- goldgelber und feuchter: 9
--- grünlichgelber: 10
--- grünlichgrauer: 10
--- heller bis weißschleimiger: 8
--- ockerfarbiger: 6
--- schmutziger, bräunlicher: 5
--- ---, braungrünlicher: 10
--- senffarbig, stinkender: 1
--- weißer, mit pelzigem Gefühl: 2
--- weißer bis weißgrauer: 4
--- ---- nicht schleimiger: 4
Zungenentzündung: 3, 4
--- mit Eiter: 11, 9
--- mit Verhärtung: 1
Zungengeschwulst: 1
Zwerchfellkrampf: 7
Zwölffingerdarmgeschwür: 7, 11, 9, 12

Falls Sie ein Stichwort vermissen sollten,
so lassen Sie mich dies umgehend wissen.
Ihren Brief richten Sie bitte an den
Jungjohann Verlag, Postfach 1252,
74149 Neckarsulm.

Quellen und weitere Literatur

Baginsky, Doris: Biochemische Salben als Unterstützungsbehandlung, Biochemischer Verein Düsseldorf e. V., Düsseldorf 1994

Bartelmeyer, Friedrich: Dr. Schüßlers Biochemie, 1. Auflage, Selbstverlag des Autors, Freiburg, 1993

BBD-Schrift: Dr. Schüßler's Biochemie, Biochemischer Bund Deutschland e. V., Goslar, Ausgabe 1993

BBD-Schrift: Weg zur Gesundheit, Biochemischer Bund Deutschlands e. V., Goslar, Ausgabe Nr. 2/1994

Broy, Joachim: Die Biochemie nach Dr. Schüßler, 1. Auflage, K. Foitzick Verlag, München, 1993

DHU-Firmenschrift: Was ist Biochemie?, 1. Auflage, DHU Karlsruhe, 1961

Gäbler, Hartwig: Mineralstoffe des Lebens, 1. Auflage, DHU Karlsruhe, 1990

Gäbler, Hartwig: Wesen und Anwendung der Biochemie, 1. Auflage, DHU Karlsruhe, 1991

Georg, Karl: Du selber bist Dein bester Arzt, 8. Auflage, Nordharzer Druckerei Krause, Goslar, 1987

Harnisch, Günter: Die Dr. Schüßler-Mineraltherapie, Selbstheilung und Lebenskraft, 1. Auflage, TurmVerlag, Bietigheim, 1996

Heepen, Günther H.: Heilende Salze, 1. Auflage, Selbstverlag des Autors, Tuttlingen, 1994

Hickethier, Kurt: Lehrbuch der Biochemie, 10. Auflage, Ch. Depke Verlag, Kemmenau, 1994

Hickethier, Kurt: Sonnerschau, 5. Auflage, L. Depke Verlag, Kemmenau, 1982

Jaedicke, Hans-Georg: Dr. Schüßlers Biochemie - eine Volksheilweise, 26. Auflage, Alwin Fröhlich Verlag, Bad Vilbel, 1995

Jaedicke, Hans-Georg: Naturheilkunde in menschenkundlicher Sicht, Biochemischer Bund Deutschlands, Goslar, o. J.

Kellenberger, Richard / Kopsche, Friedrich: Mineralstoffe nach Dr. Schüssler, 1. Auflage, AT-Verlag, Aarau, Schweiz, 1997

Kirchmann, Karl: Biochemie Lexikon, 5. Auflage, E. Kirchmann Verlag, Hamburg, 1990

Krack, Niels: Biochemischer Leitfaden, 1. Auflage, WBV Biologisch-Medizinische Verlagsgesellschaft, Schorndorf, 1984

Liebig, Justus von: Die organische Chemie in ihrer Anwendung auf Agricultur und Physiologie, 1. Auflage, Vieweg und Sohn, Braunschweig, 1840

Liebig, Justus von: Die Thier-Chemie oder die organische Chemie in ihrer Anwendung auf Physiologie und Pathologie, 1. Auflage, Vieweg und Sohn, Braunschweig, 1842

Lindemann, Günther: Dr. med. Wilhelm Heinrich Schüßler, 1. Auflage, Isensee Verlag, Oldenburg, 1992

Meinert, F.: Leitfaden zur biochemischen Behandlung unserer kranken Haustiere, 7., vermehrte Auflage (neu herausgegeben von Friedrich Bartelmeyer), Selbstverlag, Freiburg, 1996

Meyer, August: Die Biochemie Dr. med. Schüßlers und ihre Anwendung in Krankheitsfällen, 16. Auflage Stalling Verlag, Oldenburg, 1928

Moleschott, Jacob: Der Kreislauf des Lebens, Physiologische Antworten auf Liebig's chemische Briefe, 1. Auflage, von Zabern, Mainz, 1852

Molsberger, Albrecht: Was leistet die Akupunktur?, 2. Auflage, Trias Verlag Stuttgart, 1994

Oltmanns, Hans-Dieter: Die biochemische Heilweise in der Kinderheilkunde, Biochemischer Bund Deutschlands e. V., Dormagen, 1988

Pschyrembel: Wörterbuch Naturheilkunde und alternative Heilverfahren, 1. Auflage, Walter de Gruyter Verlag, Berlin, 1995

Schleimer, Jochen: Salze des Lebens, 2. Auflage, Sonntag Verlag, Stuttgart, 1994

Schlosser, Klaus: Biochemische Antlitzdiagnostik, Biochemischer Verein Düsseldorf e. V., Düsseldorf, 1994

Schmidt, Herbert: Konstitutionelle Akupunktur, 3. neubearb. Auflage, Hippokrates Verlag, Stuttgart, 1997

Schöpwinkel, Dieter: Polar-biochemische Welterkenntnis, in 3 Bänden, Verlag für polar-biochemische Welterkenntnis, Mülheim an der Ruhr, 1929

Schüßler, Wilhelm Heinrich: Die anorganischen Gewebebildner in ihrer therapeutischen Bedeutung, Schulze'sche Hofbuchhandlung, Oldenburg, 1876

Schüßler, Wilhelm Heinrich: Die Heilung der Diphtheritis auf biochemischem Wege, Ein Wort an gebildete Laien, Schulze'sche Hofbuchhandlung, Oldenburg, 1879

Schüßler, Wilhelm Heinrich: Eine abgekürzte Therapie (1874), Sonderdruck „Weg zur Gesundheit", Heft 2/1975 und 53. Auflage, Schulzesche Hofdruckerei, Oldenburg und Leipzig, 1925

Siebler, Uwe: Biochemische Reflexzonen, 2. Auflage, Selbstverlag des Autors, Velbert, 1991

Siebler, Uwe: Fit durch Salze, 1. Auflage, Uwe Siebler Verlag, Velbert, 1993

Sommer, Joseph: Charakteristik der Dr. Schüßlerschen Funktionsmittel, Nachdruck von 1929, Biochemischer Bund Deutschlands, e. V., Dormagen, 1987

Stahlkopf, Günter Carl: Indikations-Liste für die Regenaplex-Arzneispezialitäten, 2. Auflage, Mogelsberg, 1972

Stiefvater, Erich W.: Die Organuhr, 1. Auflage, Haug Verlag, Ulm/Donau, 1958

Virchow, Rudolf: Die Cellularpathologie in ihrer Begründung auf physiologische und pathologische Gewebelehre, A. Hirschwald Verlag, Berlin, 1858

Wittig, Anneliese: Die chinesische Organuhr als diagnostische Hilfe für die Therapie mit Homöopathischen Mitteln, 1. Auflage, Tibor Marcell-Verlag, München, 1987

Danksagung

Ganz besonders möchte ich allen Menschen ein herzliches „Merci vielmals" aussprechen, welche mir in all den Jahren geholfen haben dieses Buch zu dem werden zu lassen, was es jetzt ist: Ein praktisches Kompendium, welches sich schon viele tausend Mal bewährt hat und täglich in der Praxis oder im Studium jedem, der in ihm liest, die Einfachheit der Schüßlerschen Mineralsalzlehre offenbart. Für diese 5. Auflage möchte ich ganz besonders meinem verehrten Verleger Herrn Dr. med. Hartmut Jungjohann danken, der, wie immer, souverän und kompetent die Fertigung dieser Ausgabe durchführte.

Der Verfasser

Nachwort

Nun haben Sie das Kompendium durchgearbeitet. Ich hoffe, Sie konnten den einen oder anderen guten Gedanken aufnehmen und verinnerlichen. Falls es mir gelungen sein sollte, Ihre Begeisterung für die Biochemie zu entfachen, so würde mich das sehr freuen. Wenn Sie nun Kontakt zu einer Gruppe von „Biofreunden" suchen, um Ihre Erfahrungen auszutauschen, dann schreiben Sie an den

Biochemischen Bund Deutschlands e.V.
Präsident Dierk Schildt
In der Kuhtrift 18
41541 Dormagen.

Dort erfahren Sie, wo sich der nächste Biochemische Gesundheitsverein in Ihrer Nähe befindet.

Möchten Sie hingegen mir eine Anmerkung zu diesem Kompendium zukommen lassen, so schreiben Sie an den

Jungjohann Verlag, Postfach 1252, 74149 Neckarsulm.

Der Verfasser

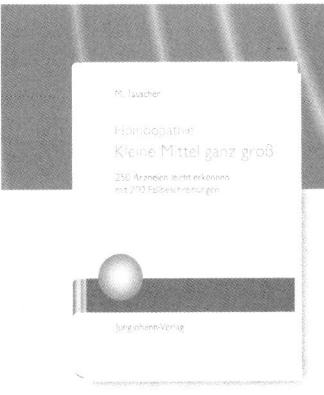

M. Tauscher
Homöopathie
Kleine Mittel ganz groß
2003, VIII, 476 S.,
geb. € 79,–
ISBN 3-932347-15-3

- 250 Arzneien leicht erkennen
- Mit 200 Fallbeschreibungen
- Ein Buch für Anfänger und Fortgeschrittene gleichermaßen

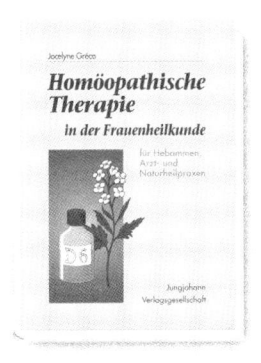

Jacelyne Greco
Homöopathische Therapie
in der Frauenheilkunde
VIII, 202 S.
geb., € 15,20
ISBN 3-8243-1167-4

Das Buch richtet sich an Allgemeinmediziner, die der Homöopathie aufgeschlossen gegenüberstehen und eine Vertiefung ihrer Kenntnisse wünschen. Von besonderem Interesse für Hebammen sind sicherlich die Kapitel über Schwangerschaft und Entbindung.

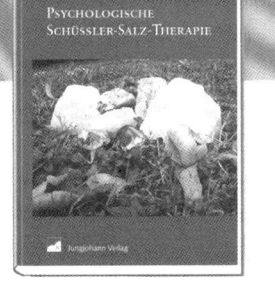

Berndt Rieger
Psychologische Schüssler-Salz-Therapie
109 S., € 9,95   ISBN 3-932347-21-8

Die körpereigenen Mineralsalze werden zu Recht als „Salze des Lebens" bezeichnet. Unter anderem verleihen sie dem Körper Festigkeit, regeln den Flüssigkeitstransport, entschlacken Gewebe. Gerade im Gefühlsbereich und in der Körperwahrnehmung können schon wenige Schmelztabletten große Wirkungen erzielen, wenn Salzmangel- oder Salzverwertungsstörungen für Krankheitssymptome verantwortlich sein.

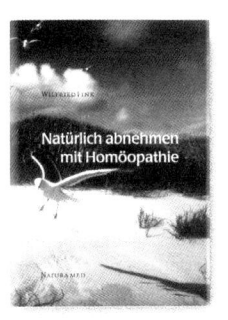

Wilfried Fink
Natürlich abnehmen mit Homöopathie
46 S., DIN A5, € 5,–   ISBN 3-930706-26-1

In dieser Broschüre steckt das Wissen von vielen Seminaren, Büchern und 10 Jahren homöopathischer Praxis.

Jungjohann Verlag
74172 Neckarsulm · Fax 0 71 32 / 8 25 56

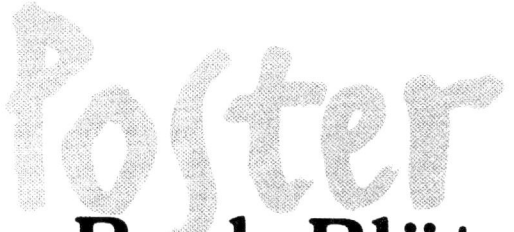

Poster zur Bach-Blütentherapie

Heilen mit Bach-Blüten
4-Farb-Grafikposter, Format 50 x 70 cm
Bestell-Nr. 1653
Euro 10,10   ÖS 145,00

Alle Bach-Blüten werden in Wort und Bild vorgestellt. In einem Farbkreis in Form einer stilisierten Blüte wird gezeigt, welche Blüten zur Behandlung welcher Gemütszustände eingesetzt werden. Eine kurze Einführung erläutert die Bach-Blütentherapie.

Das Bach-Blüten-System auf einen Blick
4-Farb-Grafikposter, Format 50 x 70 cm
Bestell-Nr. 1641
Euro 10,10   ÖS 145,00

Alle Bach-Blüten werden in Form eines Stammbaumes in den 7 Gruppen zusammen mit den dazugehörigen Seelenzuständen dargestellt. Geschmackvolle vierfarbige Zeichnungen machen dieses Poster zu einem optischen Genuss und unentbehrlich für die Arbeit.

Die Erste-Hilfe-Blüten
4-Farb-Grafikposter, Format 50 x 70 cm
Bestell-Nr. 1650
Euro 12,70   ÖS 181,00

Edward Bachs Erste-Hilfe-Blüten, Grundlage für die bekannten Notfalltropfen „Rescue", komponiert zu einem meditativen Bild-Akkord. Geeignet zur stillen Versenkung oder einfach als Zierde für jedes Zuhause und jede Praxis.

CD-Rom Bach-Blütentherapie
mit Fragenkatalog, Blütenübersicht
Repertorium
PC 80486 ab Windows 3.1; Windows 95/N
8 MB RAM
Apple Macintosh, ab 7.1, 8 MB RAM

Euro 50,10   ÖS 715,00

Profiversion
Euro 101,20   ÖS 1.445,00

inklusive Nutzungsrecht für Praxis und Schule.

Natura Med Verlagsgesellschaft mbH
Postfach 1252, D-74149 Neckarsulm
Tel. (0 71 32) 8 81 01
Fax (0 71 32) 8 25 56